全国高等职业院校预防医学专业规划教材

特殊人群卫生保健

（供预防医学、健康管理、现代家政服务与管理、生殖健康服务与管理等专业用）

主　编　何　珊　任　森

副主编　林秋兰

编　者　（以姓氏笔画为序）

王昊宇（大庆医学高等专科学校）

邓广飞（赣南卫生健康职业学院）

石雅莉（四川中医药高等专科学校）

任　森（长沙卫生职业学院）

李　鑫（长沙卫生职业学院）

苏小燕（惠州卫生职业技术学院）

何　珊（广东江门中医药职业学院）

林秋兰（广东江门中医药职业学院）

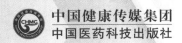

中国健康传媒集团

中国医药科技出版社

内 容 提 要

本教材为"全国高等职业院校预防医学专业规划教材"之一，系根据本套教材的编写指导原则，结合专业培养目标和本课程的教学目标、内容与任务要求编写而成，围绕国家对医学模式的转变，以促进人类健康和提高生活质量为原则，密切关注特殊人群卫生保健，系统介绍了特殊人群如儿童、青少年、妇女、老年人等在卫生保健方面的特殊需求和挑战。本教材具有科学性、实用性、简明性、启发性、可读性等特点，主要介绍了特殊人群生理与心理特征、主要健康问题、卫生保健方法和策略等内容，旨在使高等职业院校的学生能够全面了解并掌握特殊人群卫生保健的基本知识和技能，为他们未来在卫生保健领域的工作奠定坚实的基础，对今后一段时间内特殊人群卫生保健具有重要的指导意义。本教材为书网融合教材，即纸质教材有机融合电子教材、教学配套资源（PPT、微课等）、题库系统、数字化教学服务（在线教学、在线作业），便教易学。

本教材主要供全国职业高等院校预防医学、健康管理、现代家政服务与管理、生殖健康服务与管理等专业师生教学使用，也可作为从事医疗卫生保健研究、开发和应用的人员的参考用书。

图书在版编目（CIP）数据

特殊人群卫生保健/何珊，任森主编. —北京：中国医药科技出版社，2024.5
全国高等职业院校预防医学专业规划教材
ISBN 978 – 7 – 5214 – 4323 – 3

Ⅰ.①特…　Ⅱ.①何…②任…　Ⅲ.①保健 – 高等职业教育 – 教材　Ⅳ.①R161

中国国家版本馆 CIP 数据核字（2023）第 234751 号

美术编辑　陈君杞
版式设计　友全图文

出版　**中国健康传媒集团** | 中国医药科技出版社
地址　北京市海淀区文慧园北路甲 22 号
邮编　100082
电话　发行：010 – 62227427　　邮购：010 – 62236938
网址　www.cmstp.com
规格　889×1194mm $\frac{1}{16}$
印张　9 $\frac{3}{4}$
字数　287 千字
版次　2024 年 5 月第 1 版
印次　2024 年 5 月第 1 次印刷
印刷　天津市银博印刷集团有限公司
经销　全国各地新华书店
书号　ISBN 978 – 7 – 5214 – 4323 – 3
定价　**39.00 元**

获取新书信息、投稿、为图书纠错，请扫码联系我们。

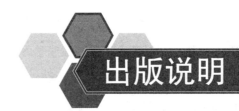

出版说明

为了贯彻党的二十大精神，落实《国家职业教育改革实施方案》《关于推动现代职业教育高质量发展的意见》等文件精神，对标国家健康战略、服务健康产业转型升级，服务职业教育教学改革，对接职业岗位需求，强化职业能力培养，中国健康传媒集团中国医药科技出版社在教育部、国家药品监督管理局的领导下，组织相关院校和企业专家编写"全国高等职业院校预防医学专业规划教材"。本套教材具有以下特点。

1.强化课程思政，体现立德树人

坚决把立德树人贯穿、落实到教材建设全过程的各方面、各环节。教材编写将价值塑造、知识传授和能力培养三者融为一体。在教材专业内容中渗透我国医疗卫生事业人才培养需要的有温度、有情怀的职业素养要求，着重体现加强救死扶伤的道术、心中有爱的仁术、知识扎实的学术、本领过硬的技术、方法科学的艺术的教育。引导学生始终把人民群众生命安全和身体健康放在首位，尊重患者，善于沟通，提升综合素养和人文修养，提升依法应对重大突发公共卫生事件的能力，做医德高尚、医术精湛的健康守护者。

2.体现职教精神，突出必需够用

教材编写坚持"以就业为导向、以全面素质为基础、以能力为本位"的现代职业教育教学改革方向，根据《高等职业学校专业教学标准》《职业教育专业目录(2021)》要求，教材编写落实"必需、够用"原则，以培养满足岗位需求、教学需求和社会需求的高素质技能型人才，体现高职教育特点。同时做到与技能竞赛考核、职业技能等级证书考核的有机结合。

3.坚持工学结合，注重德技并修

围绕"教随产出，产教同行"，教材融入行业人员参与编写，强化以岗位需求为导向的理实教学，注重理论知识与岗位需求相结合，对接职业标准和岗位要求。设置"学习目标""情景导入""知识链接""重点小结""练习题"等模块，培养学生理论联系实践的综合分析能力；增强教材的可读性和实用性，培养学生学习的自觉性和主动性，强化培养学生创新思维能力和操作能力。

4.建设立体教材，丰富教学资源

依托"医药大学堂"在线学习平台搭建与教材配套的数字化资源(数字教材、教学课件、图片、视频、动画及练习题等),丰富多样化、立体化教学资源,并提升教学手段,促进师生互动,满足教学管理需要,为提高教育教学水平和质量提供支撑。

本套教材的出版得到了全国知名专家的精心指导和各有关院校领导与编者的大力支持,在此一并表示衷心感谢。希望广大师生在教学中积极使用本套教材并提出宝贵意见,以便修订完善,共同打造精品教材。

数字化教材编委会

主　编　何　珊　任　森
副主编　林秋兰
编　者　（以姓氏笔画为序）
　　　　王昊宇（大庆医学高等专科学校）
　　　　邓广飞（赣南卫生健康职业学院）
　　　　石雅莉（四川中医药高等专科学校）
　　　　任　森（长沙卫生职业学院）
　　　　李　鑫（长沙卫生职业学院）
　　　　苏小燕（惠州卫生职业技术学院）
　　　　何　珊（广东江门中医药职业学院）
　　　　林秋兰（广东江门中医药职业学院）

PREFACE
前言 ▶

特殊人群卫生保健的重要性不容忽视，加强特殊人群卫生保健工作，不仅有助于改善他们的生活质量，还可以预防和控制疾病，促进健康，减轻社会负担，为社会的和谐稳定做出积极贡献。

特殊人群卫生保健是高等职业院校预防医学、健康管理、现代家政服务与管理、生殖健康服务与管理等专业的必修课程，是老年保健、护理、助产等专业的素质拓展课程，是职业技能教育的重要课程。学习本课程，主要为学习高级护理课程、公共卫生课程、医疗社会学课程、康复医学等课程奠定坚实的基础，为未来学术研究和职业发展打下坚实的基础。

本教材以特殊人群卫生保健为核心，关注特殊人群的健康需求，并提供相应的卫生保健知识和策略，综合各学科知识对特殊人群卫生保健作了较系统全面的分析介绍，在编写中坚持以人群需求为导向，始终贯彻基础知识、基本理论、基本技能的要求，力求科学性与实用性相结合、全面性与针对性相结合、可读性与前瞻性相结合，为特殊人群提供更加科学、实用的卫生保健指导。本教材主要介绍了特殊人群的生理与心理特征、主要健康问题、卫生保健方法和策略等。同时，纸质教材有机融合电子教材、教学配套资源（PPT、微课等）、题库系统、数字化教学服务（在线教学、在线作业），实现课堂教学和线上教学的延伸，有利于提高学生的学习兴趣，培养出既具有一定的理论知识又有较强的操作技能的全面综合职业素质较好的卫生保健技能人才。

本教材实行主编负责制，由全国多所院校教学科研经验丰富的教授和专家编写而成，参与编写的人员有何珊（绪论）、林秋兰（第一章第一至三节）、邓广飞（第一章第四节、第二章第三节及第四章第四节）、苏小燕（第一章第五节、第二章第一至二节及第五章任务二）、王昊宇（第一章第六至七节、第三章第一至三节及第五章任务一和任务三）、石雅莉（第三章第四至五节第五章任务四）、任森（第四章第一至二节）、李鑫（第四章第三节、第五章任务五），最终由何珊进行统稿。本教材主要供全国职业高等院校预防医学、健康管理、现代家政服务与管理、生殖健康服务与管理等专业师生教学使用，也可作为从事医疗卫生保健研究、开发和应用的人员的参考用书。

在本教材的编写过程中，各位编者及所在院校领导给予了大力支持和帮助，在此一并致谢！受编者水平所限，书中难免有疏漏和不妥之处，敬请使用本教材的师生和各位读者批评指正。

编　者
2024 年 2 月

CONTENTS
◀目录

绪　论

PPT

◯ **学习目标**

知识目标

了解特殊人群卫生保健的性质和任务。

能力目标

能说出特殊人群卫生保健事业的发展情况和工作方针。

素质目标

通过特殊人群卫生保健的学习，培养推动卫生健康事业高质量发展、早日实现健康中国目标的观念，具有为特殊人群健康服务的奉献精神。

随着人民群众的生活水平日益提高，对卫生保健的要求也发生了很大变化，"十四五"时期卫生健康工作坚持以习近平新时代中国特色社会主义思想为指导，把人民群众生命安全和身体健康放在第一位，全面推进健康中国建设，加快实施健康中国行动，深化医药卫生体制改革，持续推动发展方式从以治病为中心转变为以人民健康为中心，为群众提供全方位全周期健康服务。特殊人群卫生保健是预防医学的重要组成部分，是卫生服务工作中的重要内容。它以满足人们健康需求为出发点，以健康为中心，以保护和促进健康为目的，适应健康观和医学模式转变的需要，是提高人民健康水平的重要保障。特殊人群卫生保健在预防医学中占有重要的地位，不仅事关医学的发展，更关系到社会的进步和国家的强盛，加强特殊人群卫生保健，对维护人类健康、促进公共卫生事业和社会发展以及国家的强盛都有深远的意义。

一、特殊人群卫生保健的性质和任务

1. 特殊人群卫生保健的性质　特殊人群卫生保健属于预防医学范畴，是研究特殊人群（儿童、青少年、妇女、老年人）生命周期中不同时期的生理、心理特点及其影响因素，并提出预防与保健相结合的综合性措施，以达到保护健康、促进健康、预防疾病和延长寿命为目的一门重要课程。

特殊人群卫生保健的对象包括个人及群体两个方面。对个体而言，主要是采用临床医学的方法使特殊人群一生各阶段和特殊生理时期的保健需求得到满足，并对疾病进行筛查和早期诊断、早期治疗；对群体而言，主要是采用预防医学的方法来研究影响特殊人群健康的因素，并实施干预，以促进健康。特殊人群卫生保健虽属预防医学范畴，但强调临床与保健相结合，既重视落实个人健康，又注重面向群体。

2. 特殊人群卫生保健的基本任务

（1）根据全球卫生战略目标和我国卫生事业发展情况，制定切合实际的卫生保健服务策略措施。

（2）全方位干预健康问题和影响因素　通过有效的健康教育，增强人们的保健意识，普及健康生活方式，促进健康，强化慢性病综合防控和伤害预防干预，完善社会和心理因素对人体健康和疾病的影响，提出解决各项卫生保健问题和常见疾病的预防及控制措施，从而制定针对特殊人群的保健措施。

（3）开展特殊人群卫生保健　完善生育和婴幼儿照护服务，保护妇女和儿童健康，促进老年人健康，加强职业健康保护，分析相关的影响因素，揭示其内在规律，利用现代医学及相关科学技术，面向儿童、青少年、妇女与老年人等人群开展卫生保健和健康管理，以促进和维护特殊人群的身心健康。

（4）强化国民健康支撑与保障　加强卫生保健职能，强化卫生健康人才队伍建设，加快卫生健康科技创新，促进全民健康信息联通应用，完善卫生健康法治体系，推动爱国卫生运动融入群众日常生活。促进社会各部门协作，解决特殊人群面临的健康问题，增进人们的健康意识，采取必要的行动来预防疾病的发生，为实现特殊人群健康目标而努力。

二、特殊人群卫生保健事业的发展

（1）世界卫生保健的发展　卫生保健思想的形成和发展经历了漫长的历史过程。在古今中外的文化史中，有许多关于人类预防疾病思想的记载，随着社会生产力的发展，以个体摄生为特征的卫生保健行为逐步向群体预防转变。早在20世纪20～30年代，西方国家就已经认识到社区资源在公共卫生服务中的重要作用，并开始从医院走进社区向居民提供一些基本的卫生服务。随着流行病学、社会医学和预防医学等学科的迅速发展和人类疾病谱的改变，卫生服务的内容逐渐涉及人群的预防、治疗、保健和康复等多方面，促进了卫生保健事业的发展。卫生工作的重点逐步从大城市、大医院转移到基层；从以治疗疾病为主转移到以预防疾病为主；从为少数人服务转移到为大多数人服务。这进一步推动了卫生保健事业的发展。1977年，第30届世界卫生大会提出了"2000年人人享有卫生保健"的全球卫生战略目标。其具体含义：①在工作和生活场所都能保持健康；②运用更有效的办法预防疾病，减轻疾病和伤残带来的痛苦，并通过更好的途径进入成年、老年，健康地度过一生；③在不同地区、国家及人群间均匀分配卫生资源；④每个家庭的每个人都能积极参与并享受到基层卫生服务；⑤使人们懂得自己有力量摆脱疾病的桎梏，创造自己及家庭的健康和幸福生活。

为推动全球卫生战略目标的实施，1978年，WHO和联合国儿童基金会在阿拉木图联合召开了国际初级卫生保健大会，并发表了著名的《阿拉木图宣言》，明确提出推行初级卫生保健是实现"2000年人人享有卫生保健"这一全球战略目标的基本策略和途径。1986年，第一届健康促进国际大会在加拿大召开，会议发表的《渥太华宣言》指出，"健康促进是促进人们控制和改善其自身健康的重要过程"。1988年，第41届世界卫生大会再次声明，将"人人享有卫生保健"作为一项永久性的战略目标。

（2）我国卫生保健事业的发展　长期以来，我国在群体性预防和公共卫生服务方面做了大量的实践，特别是在20世纪80年代以后，卫生保健工作发展迅速，并取得了巨大成就。据1990年统计，人口死亡率由1949年前的25.0‰降低到6.3‰，农村婴儿死亡率由1949年前的200.0‰下降到25.4‰，城市婴儿死亡率由120.0‰下降到16.5‰，孕产妇死亡率由150.0/万下降到9.4/万，平均期望寿命已由1949年前的35岁提高到70岁以上。

1996年，中共中央国务院召开全国卫生工作大会，1997年1月颁布的《关于卫生改革与发展的决定》中提出，我国到2010年之前卫生工作的奋斗目标是，"到2000年，初步建立起具有中国特色的包括卫生服务、医疗保险、卫生执法监督的卫生体系，基本实现人人享有初级卫生保健，国民健康水平进一步提高。到2010年，在全国建立起适应社会主义市场经济体制和人民健康需求的、比较完善的卫生体系，国民健康的主要指标在经济较发达地区达到或接近世界中等发达国家的平均水平，在欠发达地区达到发展中国家的先进水平"，并明确提出要把卫生工作的重点放在基层和农村。之后，我国卫生保健事业迅猛发展，医疗卫生保健条件不断得到改善，人民健康水平不断提高。

"十三五"时期，党中央把保障人民健康放在优先发展的战略位置，作出实施健康中国战略的决策部署。重大疾病防治成效显著，人均基本公共卫生服务经费补助标准得以提高，多数疫苗可预防传染病发病率降至低水平，重大慢性病过早死亡率呈现下降趋势。重点人群健康服务不断完善，危重孕产妇和新生儿救治转运体系基本建成，儿童青少年近视监测和干预持续加强，老年健康与医养结合服务列入基本公共卫生服务。医药卫生体制改革深入推进，公立医院综合改革全面推开，药品和医用耗材加成全部取消，二级以上公立医院绩效考核全面实施；职工基本医疗保险、城乡居民基本医疗保险政策范围内住院费用支付比例分别稳定在80%和70%左右；医疗卫生服务体系不断完善，分级诊疗制度建设有序推进；社会办医稳步发展，健康产业规模显著扩大。健康扶贫任务全面完成，832个脱贫县县级医院服务能力全面提升，远程医疗服务覆盖全部脱贫县并向乡镇卫生院延伸，历史性消除脱贫地区乡村医疗卫生机构和人员"空白点"；大病专项救治病种扩大到30种，高血压等4种慢性病患者优先纳入家庭医生签约服务，2000多万贫困患者得到分类救治，近1000万因病致贫返贫户成功脱贫，基本医疗有保障全面实现。中医药服务体系持续完善，独特优势日益彰显。经过努力，人民健康水平不断提高。2015—2020年，人均预期寿命从76.34岁提高到77.93岁，婴儿死亡率从8.1‰降至5.4‰，5岁以下儿童死亡率从10.7‰降至7.5‰，孕产妇死亡率从20.1/10万降至16.9/10万，主要健康指标居于中高收入国家前列，个人卫生支出占卫生总费用的比重下降到27.7%。同时也应看到，我国仍面临多重疾病威胁并存、多种健康影响因素交织的复杂局面。新发突发传染病风险持续存在，一些已经控制或消除的传染病面临再流行风险。慢性病发病率上升且呈年轻化趋势，患有常见精神障碍和心理行为问题人数逐年增多，食品安全、环境卫生、职业健康等问题仍较突出。同时，人口老龄化进程加快，优生优育、婴幼儿照护服务供给亟待加强。需要加快完善国民健康政策，持续推进健康中国建设，不断满足人民群众日益增长的健康需求。

《"十四五"国民健康规划》（以下简称《规划》）指出，到2025年，公共卫生服务能力显著增强，一批重大疾病危害得到控制和消除，医疗卫生服务质量持续改善，医疗卫生相关支撑能力和健康产业发展水平不断提升，国民健康政策体系进一步健全，人均预期寿命在2020年基础上继续提高1岁左右。卫生保健服务工作正朝着科学化、专业化、规范化方向大踏步迈进。

三、我国卫生工作方针

我国政府历来非常关心人民群众的健康问题，一贯重视卫生保健工作。在中华人民共和国成立不久，我国就制定了"面向工农兵、预防为主、团结中西医、卫生工作与群众运动相结合"的卫生工作四大方针。在"预防为主"的方针指导下，开展以"除害灭病、讲究卫生"为中心的爱国卫生运动，集中力量预防和控制严重危害人民健康的流行性疾病，取得了令人瞩目的巨大成就。

随着社会的发展和体制的变革，随着疾病谱的变化和人民群众对健康要求的提高，中央政府于1997年1月制定出新时期的卫生工作方针："以农村为重点，预防为主，中西医并重，依靠科技与教育，动员全社会参与，为人民健康服务，为社会主义现代化建设服务"。它是我国1949年以来卫生工作历史经验的总结，是建设有中国特色社会主义卫生事业的指南。可见，贯彻"预防为主"始终是发展我国卫生事业的一项长期性根本方针。"十四五"时期，卫生健康工作坚持以习近平新时代中国特色社会主义思想为指导，把人民群众生命安全和身体健康放在第一位。《健康中国2030规划纲要》明确新时期卫生与健康工作方针，"以基层为重点，以改革创新为动力，预防为主，中西医并重，将健康融入所有政策，人民共建共享。"全面推进健康中国建设，实施积极应对人口老龄化国家战略，加快实施健康中国行动，深化医药卫生体制改革，持续推动发展方式从以治病为中心转变为以人民健康为中心，为群众提供全方位全周期健康服务，不断提高人民健康水平。

四、特殊人群卫生保健的基本内容

特殊人群卫生保健作为一门独立的学科，是预防医学专业职业教育的一门重要课程。其基本内容如下。

1. 儿童预防保健 阐述各年龄期儿童的保健重点、计划免疫、儿童体格锻炼、儿童心理保健、儿童意外伤害的预防、儿童生长发育水平评价与保健方法。

2. 青少年预防保健 阐述青少年保健的重点，青少年主要存在的健康问题及预防。

3. 妇女预防保健 主要介绍青春期妇女、围婚期妇女、围生期妇女、围绝经期妇女生理与心理特点，常见健康问题分析与预防保健的内容、意义和具体措施。

4. 老年预防保健 重点讲解老年人健康特征、老年人日常保健的原则与策略、老年人常见疾病的预防保健措施。

五、学习特殊人群卫生保健的意义和要求

（一）学习特殊人群卫生保健的意义

预防医学专业人员是我国医疗卫生战线的重要力量，因此，发展预防教育、培养与人群健康需求不断提高相适应的实用型预防医学人才是我国医学教育的重要内容。特殊人群卫生保健作为高职预防专业的必修课，具有深远和现实意义。

1. 适应健康观和医学模式的转变 随着社会的发展，现代医学模式正在逐步从"生物医学模式"向"生物－心理－社会医学模式"转变，医学模式的改变，促使卫生服务人员的工作职责、工作内容、工作方式发生根本改变。根据现代医学的要求，医务人员的工作不仅是为患者提供医疗服务，更重要的是要向人群（包括健康人、患者和处于亚健康状态的人）提供预防、保健等综合性卫生服务。所以，作为未来的卫生职业从业人员，学习卫生保健知识是非常有必要的，它有助于学习者树立为人民健康服务的思想，有利于指导人们掌握保护健康、预防疾病的基本知识和基本方法，促进健康，满足人民群众对健康的需求。

2. 有利于贯彻我国新时期卫生工作方针和实现卫生战略目标 我国新时期的卫生工作方针和卫生战略目标进一步强调预防为主，强调把卫生工作的重点放在基层和农村，这是现代医学发展的方向和人民群众对卫生服务的实际需求。预防为主的思想从始至终贯穿于卫生保健的知识体系中，通过系统学习，依靠科技和教育，动员全社会参与的措施，真正把卫生工作的重点转移到预防和保健上来，切实贯彻预防为主的卫生工作方针，共同维护和增进国民健康，才能最终实现我国卫生工作的奋斗目标。

3. 促进高等卫生职业教育可持续发展 随着社会体制的变革和卫生事业的发展，高等卫生职业教育的培养目标和就业方向发生了明显改变，在基层社区从事卫生服务工作的毕业生越来越多，而特殊人群卫生服务是以人的健康为目的、社区为范围、需求为导向，融预防、医疗、保健、康复、健康教育、计划生育技术为一体的综合性服务，卫生保健是其中的重要内容。可见，在高等卫生职业教育课程体系中开设卫生保健课程，是深化教学改革，培养复合型人才，促进高等卫生职业教育可持续发展的需要。

（二）学习特殊人群卫生保健的要求

1. 明确"一个中心" 特殊人群卫生保健工作必须以健康为中心，而不是以疾病为中心。提高人群的整体健康水平，仅靠对个体疾病的治疗是远远不够的，卫生服务从业者应深入社区、走进家庭，动员、指导社区居民采取有效措施改善环境，努力建立健康的生活方式，从而预防疾病、促进健康。

2. 实现"两个转变" 随着社会的发展，健康观已由生理健康向心理和社会健康转变；医学模式已由"生物医学模式"向"生物－心理－社会医学模式"转变。

3. 树立"三种观念" 即人与环境的平衡观念、预防为主观念和社会大卫生观念。人与环境相互作

用、相互影响、保持相对平衡状态是保证人体健康的前提，这种平衡被破坏将损害健康。预防为主是我国卫生工作方针的核心内容，只有坚持预防为主，才能真正把卫生工作落到实处，增进健康，减少发病，提高服务效率，造福于民。社会大卫生观念指的是，卫生工作不仅是卫生部门的事情，必须与经济和社会发展同步，动员全社会各行各业全民参与，通过健康教育和社会干预等多种途径，保护和促进健康。

4. 承担"四种职业角色"　在经济和科学技术高速发展的今天，学科之间相互渗透，相互交叉的趋势日益明显，单一的专业型人才已不能适应当今社会发展的需要，如今的就业市场迫切需要高素质的复合型人才。作为新型的卫生工作者，应承担"四种职业角色"——卫生保健的管理者、监督者、服务者和教育者。

答案解析

✎ 练习题

一、选择题

1. 我国卫生工作方针的核心内容是（　　）

    A. 以农村为重点　　　　　　B. 预防为主　　　　　　C. 中西医并重

    D. 依靠科技与教育　　　　　E. 动员全社会参与

2. 特殊人群卫生保健以（　　）为中心

    A. 健康　　　　　　　　　　B. 患者　　　　　　　　C. 妇女儿童

    D. 环境卫生　　　　　　　　E. 医务人员

3. （　　）的人是真正健康的人

    A. 躯体健康　　　　　　　　B. 心理健康　　　　　　C. 社会适应良好

    D. 道德健康　　　　　　　　E. 以上都对

4. 《"十四五"国家健康规划》指出，到2025年，人均预期寿命在2020年基础上继续提高（　　）左右

    A. 1岁　　　　　　　　　　B. 2岁　　　　　　　　C. 3岁

    D. 4岁　　　　　　　　　　E. 5岁

5. 以下属于特殊人群卫生保健内容的是（　　）

    A. 儿童期保健　　　　　　　B. 青春期保健　　　　　C. 妇女保健

    D. 老年保健　　　　　　　　E. 以上都对

二、思考题

1. 特殊人群卫生保健的任务是什么？
2. 学习特殊人群卫生保健有何意义和要求？

（何　珊）

书网融合……

本章小结

第一章 儿童预防保健

⬡ **学习目标**

知识目标

了解儿童预防保健的目标及任务，熟悉儿童年龄分期，掌握儿童生长发育的规律及监测指标。

能力目标

能运用儿童体格生长指标评估儿童生长情况。

素质目标

通过本章的学习，培养爱护儿童的意识，具有为儿童健康服务的奉献精神。

儿童时期是人生的基础阶段。从胎儿到新生儿、婴幼儿、学龄前儿童和青少年，都处在不断的生长发育过程中，其动态的特点，不仅与成人不同，而且在各年龄阶段也有较大差异。儿童时期抵抗力弱，易患多种疾病，发病率和死亡率均较成人时期高。因此，必须做好预防保健工作，以保障儿童健康成长。

第一节 概 述

PPT

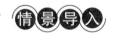

情景导入

情景： 社区李女士10天前足月顺产一女婴，出生时体重3.2kg，身长50cm，一直母乳喂养，经访视该儿童的体格发育正常。

思考：

1. 该儿童处于哪一年龄期？

2. 此期儿童特点有哪些？

一、儿童预防保健的目标和任务

（一）儿童预防保健的目标

儿童预防保健的目标是保护儿童免受疾病和伤害的侵害，促进其身心健康发展。具体包括以下几个方面。

1. 预防传染病 通过疫苗接种等措施，预防麻疹、脊髓灰质炎、百日咳、乙肝等传染病的发生和传播。

2. 促进生长发育 提供充足的营养和良好的生活环境，促进儿童的身体发育和智力发展。

3. 预防意外伤害 通过安全教育和环境改善等措施，预防儿童在日常生活中发生的意外伤害，如跌倒、溺水、交通事故等。

4. 预防慢性病 通过健康教育和生活方式指导等措施，预防儿童期出现的肥胖、高血压、糖尿病等慢性疾病的发生。

5. 提高健康素养 通过健康教育和行为干预等措施，提高儿童的健康素养，使其养成良好的生活习惯和卫生习惯。

6. 保障心理健康 关注儿童的心理健康，提供必要的心理支持和帮助，预防和治疗心理问题。

总之，儿童预防保健的目标是全面保护儿童的健康，促进其全面发展。

（二）儿童预防保健的任务

1. 保障儿童健康 降低 5 岁以下儿童死亡率，保障儿童生存。可采取的有效措施包括提供安全的疫苗接种、合理的营养和运动，以及良好的卫生习惯等。

2. 监测儿童营养状况和体格发育水平 通过定期的体检和健康检查，了解儿童的营养状况和生长发育情况，及时发现和解决任何潜在的健康问题。

3. 预防儿童疾病 开展新生儿疾病的筛查诊断和治疗，如遗传代谢性疾病筛查和新生儿听力筛查。同时也要积极防治儿童常见病、多发病，调查分析发病因素，掌握发病规律，制定防病措施，降低发病率。

4. 定期健康检查与生长监测 定期为儿童进行健康检查和生长监测，及时发现和解决任何潜在的健康问题，确保儿童的身心健康得到全面发展。

5. 计划免疫接种 按照国家规定的免疫程序进行接种，预防和控制儿童传染病的发生。

6. 科学育儿知识普及 向家长普及科学育儿知识，提高家长对儿童保健的认识和重视，促进儿童身心健康的发展。

总之，儿童预防保健的任务是采取积极的预防措施和管理方法，促进儿童的身心健康，帮助他们茁壮成长。同时也要加强对儿童常见病、多发病的防治和管理，降低儿童患病的风险，提高他们的生活质量。

二、儿童年龄分期

儿童生长发育是一个连续渐进的动态过程，在这个过程中，儿童的解剖、生理、心理等功能的变化存在着一定的年龄差异和规律性。因此，在实际工作中将儿童年龄分为七个时期。

（一）胎儿期

从受精卵形成到胎儿出生为胎儿期。正常胎儿期约 40 周，胎儿的周龄即为胎龄。胎儿完全依靠于母体生存，母亲在妊娠期间受到不利因素影响，如感染、滥用药物、接触放射性物、吸毒以及患严重疾病和创伤等，都可能影响胎儿的正常发育，导致胎儿畸形、宫内发育不良或流产。此期应加强孕妇和胎儿保健。

（二）新生儿期

从胎儿娩出脐带结扎至生后 28 天为新生儿期。按年龄划分，此期实际包含在婴儿期内，但由于此期在生长发育和疾病方面具有非常明显的特殊性，且发病率和死亡率均高，故将其列为婴儿期中的一个特殊时期。此期儿童刚脱离母体转为独立生活，所处的内、外环境发生根本变化，而其适应能力尚不成熟，此外，分娩过程中的损伤、感染延续存在，先天性畸形也常在此期表现，因此，应加强保暖、合理喂养、清洁卫生及消毒隔离等护理。

胎龄满 28 周至出生后 7 天为围生期，此期包括胎儿晚期、娩出过程和新生儿早期，是生命经受巨大变化和遭受最大危险的时期。此期死亡率最高，应加强围生期保健。

（三）婴儿期

从出生后到满1周岁为婴儿期。此期儿童生长发育最迅速，对营养的需求量较高，但其消化功能发育尚不完善，容易发生营养障碍和消化系统疾病。同时，体内来自母体的抗体逐渐减少，而自身免疫功能尚未成熟，抗感染能力较弱，容易发生各种感染性疾病和传染性疾病。因此，此期保健重点是提倡母乳喂养、合理添加辅食，实施计划免疫和预防感染。

（四）幼儿期

从满1周岁到3周岁为幼儿期。此期体格生长速度较前稍减慢，智能发育加快。开始会走，活动范围增大，但对危险的识别和自身保护能力都有限，是最容易发生意外的阶段，要注意防止创伤和中毒。饮食已从乳汁逐渐过渡到成人饮食，消化功能尚不完善，营养需要量仍相对较高，要合理喂养，培养良好的饮食习惯。

（五）学龄前期

从3周岁至6~7岁入小学之前为学龄前期。此期体格生长速度进一步减慢，并处于稳步增长状态，智能发育更加迅速，理解力增强，好奇生问，好模仿，社会接触范围扩大，自理能力和初步社交能力得到锻炼，应注意培养良好的思想品德和行为习惯。

（六）学龄期

从小学开始（6~7岁）至青春期前为学龄期。此期体格稳步生长，除生殖系统外各器官发育均已接近成人，智能发育更趋成熟，可以接受科学文化教育。应保证营养和充足睡眠，进行适当的体格锻炼，端正姿势，保护视力，预防龋齿。

（七）青春期

青春期年龄范围一般为10~19岁，女孩的青春期开始和结束年龄都比男孩早2年左右。青春期进入和结束年龄存在较大的个体差异，可相差24岁。此期体格生长再次加速，出现第二个生长高峰，同时，生殖系统发育加速并趋于成熟。此期心理、行为、精神方面的问题开始增多，应重视道德品质教育与生理、心理卫生及性知识教育，加强营养，保证身心健康。

✐ 练习题

内容回顾　　答案解析

一、选择题

1. 幼儿期是指（　　）

　A. 出生至1岁　　　　　　　B. 从出生至2岁　　　　　　C. 1~3岁

　D. 3~5岁　　　　　　　　　E. 4~6岁

2. 新生儿期是指（　　）

　A. 出生至1岁　　　　　　　B. 从出生至生后28天　　　　C. 1~3岁

　D. 3~5岁　　　　　　　　　E. 4~6岁

2. 婴儿期是指（　　）

　A. 出生至1岁　　　　　　　B. 从出生至生后28天　　　　C. 1~3岁

　D. 3~5岁　　　　　　　　　E. 4~6岁

4. 下列不属于儿童年龄时期的是（　　）

A. 婴儿期　　　　　　　B. 学龄前期　　　　　　C. 幼儿期

D. 育龄期　　　　　　　E. 青少年期

5. 关于儿童预防保健目标，下列说法错误的是（　）

A. 预防传染病　　　　　B. 预防意外伤害　　　　C. 预防性传播疾病

D. 促进生长发育　　　　E. 保障心理健康

二、思考题

1. 儿童预防保健的目标内容是哪些？

2. 儿童年龄分为哪几期？

（林秋兰）

第二节　儿童生长发育

PPT

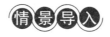

情景： 社区保健室护士正在为一6月龄的女婴体检，测得体重7.2kg，身长60cm，一直母乳喂养，尚未增加辅食，母亲认为自己的孩子长得偏小，担心生长发育不良。

思考：

1. 从身高、体重方面分析该男孩体格发育正常吗？

2. 正常6个月婴儿头围、胸围的发育情况如何？

人的生长发育是从受精卵到成人的成熟过程。生长和发育是儿童不同于成人的重要特点。生长是指儿童身体各器官和系统的不断长大和形态变化过程，生长是机体"量"的改变，在一定程度上反映身体器官、系统的成熟状况，可以用相应的测量值来表示。如体重、身高、头围、胸围等。儿童身体细胞、组织、器官功能的分化完善与功能的成熟过程，称为发育。发育是机体"质"的变化。儿童的发育是先天遗传和后天训练的共同结果。生长和发育两者紧密相关，共同体现机体的动态变化过程。儿童生长发育规律的正确认识，有助于对儿童体格生长速度和各器官、系统的发育情况进行监测。

一、生长发育规律

（一）生长发育的连续性和阶段性

儿童时期体格生长是一个连续的动态过程，但不同年龄阶段生长速度不同。儿童的身长和体重在生后第一年增长很快，是第一个生长高峰，尤其是出生后的3个月内增长最快，1岁时体重约为出生体重的3倍，身长约为出生身长的1.5倍。2岁以后生长速度逐渐减慢，至青春期，体重和身高生长又迅速增加，出现生长发育的第二个高峰。

（二）各系统、器官发育的不均衡性

人体各器官系统的发育顺序遵循一定规律。神经系统发育较早，婴幼儿时期是神经系统发育的最快速时期，脑在儿童出生后2年内发育较快；生殖系统发育较晚，到青春期才迅速发育。各系统发育速度的不同与其在不同年龄的生理功能有关。

（三）生长发育的个体差异性

儿童生长发育虽有一定的规律，但在一定的范围内受遗传和环境的影响，存在着较大的个体差异，每个儿童生长的"轨道"不会完全相同。因此，儿童的生长发育水平有一定的正常范围，所谓的正常值不是绝对的，评价时必须考虑个体的不同影响因素，才能作出正确的判断。

（四）生长发育的顺序规律

生长发育遵循由上到下（先抬头、后抬胸，再会坐、立、行）；由近到远（从臂到手、从腿到脚的活动）；由粗到细（从全掌抓握到手指拾取）；由低级到高级（先会看、听、感觉事物、认识事物，发展到有记忆思维、分析、判断）；由简单到复杂（先画直线后画圈、图形的规律）。

二、生长发育的影响因素

儿童的生长发育和各种能力的掌握受到遗传、环境、社会、文化和其他相关因素的影响。其中遗传和环境教育对人一生的发展影响最大，遗传赋予人各方面发展的潜力，而环境教育则起到催化潜力、塑造一生的作用，良好的影响因素可促进儿童的生长发育，否则可能会发生生长偏差、发育停滞甚至导致不良行为的发生。

（一）遗传因素

遗传因素决定着小儿体格的生长。基因是决定遗传的物质基础。父母双方的遗传因素决定小儿生长发育的"轨道"，或特征、潜力、趋向。种族、民族及家庭的遗传信息影响深远。身体各系统中，受遗传因素影响较大的是骨骼系统，儿童在良好生活环境下成长至成年，最终身高75%取决于遗传，25%取决于营养、锻炼等。另外，体型、躯干及四肢比例，皮肤、头发的颜色，面型特征，性成熟的迟早，对营养素的需要量，对传染病的易感性等也受遗传影响。父母近亲结婚者子代智能迟缓的发生率比一般人群高。在异常情况下，严重影响生长的遗传代谢缺陷病、内分泌障碍、染色体畸形等，更直接与遗传有关尽管遗传因素对体格生长有很大影响，但遗传潜力的发挥主要取决于环境条件。

（二）环境因素

儿童早期丰富的环境刺激既可促进婴儿发展，也可能使其易受伤害；儿童早期经历既可增强也可抑制他们与生俱来的潜能的发展。社区环境、家庭环境，特别是父母或养育人养育儿童的知识、态度、行为是影响儿童早期身心发展的非常重要的因素，父母或养育人的保护、照顾和刺激塑造了儿童早期发展环境因素影响着生长发育的速度与所能达到的程度。

环境因素包括自然环境、社会环境、家庭环境等。

1. 自然环境　良好的自然环境是促进小儿体格生长达到最佳状态的重要因素。如阳光充足、空气新鲜、水源清洁、无噪音、居住条件舒适等自然因素，可促进儿童的健康成长。不良的自然环境极大地影响儿童的身体健康和正常的生长发育，尤其影响婴幼儿脑和智力发育，如环境铅污染使小儿血铅值升高，儿童的智力降低，出现冲动性行为、暴怒、多动及注意力不集中等行为改变。

2. 社会环境　人类社会随着现代化、工业化和全球化进程的加快，发生了迅速的变化，儿童的健康和发展受到了环境和社会变革带来的巨大影响，既有正面的，也有负面的。为适应这种变化，儿童的健康和发展面临着许多新的问题和挑战。科学技术的进步与普及，使儿童学习节奏加快，竞争加剧，对儿童的发展提出了更高的要求。生命科学和社会科学的进步，包括脑科学的发展，使人们对体格和心理行为发育的规律和原理的认识不断深化，也使我们有可能发展更多、更有效地促进儿童发展的知识和技能，改善和创建有利于儿童发展的环境。完善的社会医疗保健服务是促进儿童生长发育达到最佳状态的重要因素。我国规定对儿童进行九年义务教育制度，对促进儿童的发育有积极的作用。

3. 家庭环境 父母是家庭环境的关键，通过改变父母育儿行为，提高父母的育儿技能，改善家庭环境中的社会心理刺激，达到改善和促进儿童发育水平的目的，同时父母在干预活动中也有所收获。父母为儿童创造良好的文化氛围，如带儿童到图书馆、博物馆或动物园、旅游等活动方式，可以丰富儿童的阅历、增强其求知欲、锻炼其综合能力、提高其身体素质，也可使家庭气氛和睦、平等民主，有利于发展儿童开朗的个性。如果父母对子女过于严厉或者经常责骂孩子，则可使其性格孤僻、胆小畏缩，长期被父母虐待或被忽视的儿童会出现信任危机、人际交往和社会适应能力差等问题。良好的家庭经济基础是发展儿童特殊兴趣的基本保证，同时，父母有较多的时间与孩子交往，有利于儿童社会性发育，良好的邻里关系，有助于发展儿童的互助精神。

三、儿童体格生长的指标

判断儿童体格生长发育是否正常，可以通过测量儿童的体重、身高（长）、头围、胸围、上臂围等情况进行评估。其中最重要的指标是体重和身高（长）。

（一）体重

体重为身体各器官、系统及体液的总重量，是最易获得的反映儿童生长与营养状况的指标，也是计算药量及液体疗法的客观依据。新生儿出生体重与胎次、胎龄、性别以及宫内营养情况有关。第一胎较轻，男孩的出生体重大于女孩。正常新生儿的出生体重应为 2.5～4.0kg。出生体重受宫内环境影响较大，早产或宫内发育迟缓会导致出生体重过低。儿童体重增长是一个动态连续的过程，不同年龄增长的速度不同。出生后第 1 年（婴儿期）是体重增长最快的时期，为第一个生长高峰期。年龄满 1 岁时，体重约为出生体重的 3 倍，出生后第 2 年体重增长 2.5～3.5kg，2 岁至青春期前，体重增长减慢，并呈匀速生长，年增长值约为 2kg；青春期开始后体重又迅速增长，年增长 4～5kg，持续 2～3 年，为第二个生长高峰期。为方便日常应用，可用以下公式粗略估计儿童体重：

$$1～6 个月体重（kg）= 出生体重（kg）+ 月龄 \times 0.7（kg）$$
$$7～12 个月体重（kg）= 6（kg）+ 月龄 \times 0.25（kg）$$
$$2～12 岁体重（kg）= 年龄（岁）\times 2 + 8（kg）$$

（二）身高（长）

身高（长）指头顶至足底的垂直距离，是反映儿童骨骼发育的重要指标。身高（长）的生长受遗传、内分泌、营养等因素有关。身高（长）增长也是一个动态连续的过程，在婴儿期和青春期也出现两个生长高峰。正常新生儿出生时身长平均为 50cm，第 1 年身长增长最快，1 岁时身长约 75cm；第 2 年身高增长速度减慢，为 10～12cm，2 岁以后身高每年增长 5～7cm。

$$2～12 岁身高（cm）= 年龄（岁）\times 7 + 75cm$$

（三）头围

头围指自眉弓上缘经枕后结节绕头一周的长度，反映脑和颅骨的发育程度，头围的测量在 2 岁以内连续监测最有价值。新生儿出生时头围平均 33～34cm，出生后第一年前 3 个月和后 9 个月均增长 6cm，1 周岁时头围约 46cm；2 岁时头围约 48cm；5 岁时约 50cm；15 岁时接近成人头围，为 54～58cm。

（四）胸围

胸围指沿乳头下缘经肩胛角下缘绕胸一周的长度，反映胸廓及肺的发育程度。出生时胸廓呈圆筒状，胸围约 32cm，比头围小 1～2cm。随着年龄增长，胸廓的横径迅速增大，1 岁时胸围约等于头围为 46cm。第 2 年胸围增长速度减慢，约增长 3cm。一直到青春前期，胸围增长速度大于头围，两者之差约等于年龄 - 1cm。

（五）上臂围

上臂围代表肌肉、骨骼、皮下脂肪和皮肤的生长。在无条件测体重和身高的地方，5 岁以下可用左上臂围测量评估儿童养状况，当上臂围 >13.5cm 为营养良好；12.5～13.5cm 为营养中等；低于 12.5cm 为营养不良。

四、儿童体格生长的评价

儿童处于快速生长发育阶段，身体形态及各部分比例变化较大。运用儿童生长发育指标判断儿童的生长发育是否正常，只是大致估计的标准。由于生长发育受遗传、性别、生活环境、营养状况等因素的综合影响，儿童个体的实际生长发育状况存在一定的差距，但差异的正常范围应在 ±10% 内。所以，充分了解儿童各阶段生长发育的规律、特点，从儿童的体格生长水平、生长趋势、生长速度及体格各部分比例的匀称程度，间接评价儿童的营养状况，对部分体格生长发育偏离的儿童及时采取指导与干预措施，可促进儿童整体的健康成长。体格生长评价的内容如下。

1. 生长水平 以体重、身高（长）、头围、胸围、上臂围等评价生长水平。将某一年龄点所获得的某一项体格生长测量值与参考人群值相比较，得出该儿童在同质人群（同年龄、同性别）中所处的位置，即为此儿童该项体格生长指标在此年龄的生长水平。

2. 生长速度 以身高（长）或体重进行定期连续测量某一年龄阶段的增长值即为该儿童该项体格生长指标的速度值，将其与参考人群值的生长速度相比较，用正常、不增、下降和增长不足的结果表示。这种动态纵向观察个体儿童生长的方法最能反映个体儿童的生长轨道和趋势，体现生长的个体差异。

3. 匀称程度 是用多项体格生长指标之间关系进行综合评价，反映体型和身材的匀称度。通常用体重与身高（长）的比值表示。当体重低于或高于身高（长）发育所相应的体重增长范围时为体型发育不均，以坐高（顶臀高）与身高（长）的比值反映下肢发育状况。

正确评价儿童体格生长状况，必须注意采用准确的测量用具及统一的测量方法，定期纵向观察。同时有可用的参考人群值，评价时将实际测量值与参考人群标准值比较，结果以等级表示，参照人群值的选择决定评价的结果。

五、神经心理发育

（一）神经系统的发育

1. 脑的发育 在胎儿期，神经系统的发育领先于其他各系统，新生儿脑重已达成人的 25% 左右。此时脑的形态和结构与成人基本相似，有主要的沟回，但脑回较宽，脑沟较浅，皮质较薄，新生儿大脑皮质神经细胞数目已与成人大致相同，但其树突与轴突少而短。出生后脑重的增加主要是神经细胞体积的增大和树突的增多、加长，以及神经纤维髓鞘的形成和发育。大约在 4 岁完成神经纤维髓鞘的形成，在此之前，各种刺激引起的神经冲动传导缓慢且易于泛化，不易形成兴奋灶，故婴幼儿睡眠时间长，也易出现惊厥、昏迷。

2. 脊髓的发育 出生时脊髓结构已较完善，功能基本具备。由于脊髓与脊柱的增长速度不平衡，出生时脊髓末端位于第 2 腰椎下缘，4 岁时上移至第 1 腰椎，故婴幼儿腰椎穿刺位置宜低，以第 4～5 腰椎间隙为宜，4 岁后与成人相同。

3. 神经反射 反射是神经活动的基础。儿童神经反射发育的特点如下。

（1）出生时即存在并保持终身的反射 如角膜反射、瞳孔反射、吞咽反射等。

（2）出生时存在以后逐渐消失的反射　如觅食反射、拥抱反射、握持反射、吸吮反射等原始反射，该类反射多于生后 3～4 个月消失。

（3）出生时不稳定以后逐渐稳定并保持终身的反射　如腹壁反射、提睾反射、腱反射等，在新生儿期不易引出，婴儿期不明显，1 岁时才稳定。上述 3 类反射在应该出现时未能出现或反射减弱、应消失时仍存在，均提示神经系统有病理改变。

（4）病理反射：3～4 个月前的婴儿肌张力较高，Kernig 征可为阳性；2 岁以内正常儿童 Barbinski 征阳性，若单侧出现或 2 岁后仍出现则为病理现象。

（二）感知觉的发育

1. 视感知的发育　新生儿已有视觉感应功能，瞳孔有对光反应。新生儿有眼球震颤现象，于 3～4 周内自动消失。在安静清醒状态下有短暂的注视物体能力，但只能看清 15～20cm 内的物体。第 2 个月起开始出现头眼协调；3～4 个月时头眼协调较好，可追寻人或移动的玩具，头随物体水平转动 180°，见到母亲表示喜悦；5～7 个月时目光可随上、下移动的物体垂直方向转动，出现眼手协调动作；8～9 个月时开始出现视深度的感觉，能看到小物体；18 个月时已能区别各种形状；2 岁时两眼调节好，可区别垂直线与横线；5 岁时已能区别各种颜色；6 岁时视深度已充分发育。

2. 听感知的发育　新生儿出生时中耳内有羊水潴留，无空气，听力差；生后 3～7 天听觉已相当良好；3～4 个月时头可转向声源（定向反应），听到悦耳声音时会微笑；6 个月时对父母言语有清楚的反应；7～9 个月时能确定声源，区别言语的意义；13～16 个月时可寻找不同响度的声源；4 岁时听觉发育已经完善。听感知发育与儿童的语言发育直接相关，听力障碍如果不能在语言发育的关键期内或之前得到确诊和干预，则可因聋致哑。

3. 味觉和嗅觉的发育　出生时味觉已发育完善；4～5 个月婴儿对食物的微小改变已很敏感，故婴儿生后应尽快母乳喂养，4～6 个月开始应适时添加各类转乳期食物，使之习惯不同味道。新生儿出生时嗅觉发育已基本成熟，3～4 个月时能区别好闻与难闻的气味，7～8 个月时开始对芳香气味反应。

4. 皮肤感觉的发育　皮肤感觉包括触觉、痛觉、温度觉和深感觉。触觉是引起某些反射的基础。新生儿眼、口周、手掌及足底等部位的触觉已很灵敏，而前臂、大腿、躯干的触觉则较为迟缓。新生儿对痛觉的反应迟钝，2 个月后逐渐改善。出生时温度觉就很灵敏。

5. 知觉的发育　知觉是个体对事物各个属性的综合反映。知觉发育与上述感觉的发育密切相关。5～6 个月以后的婴儿伴随动作的发育及良好的手眼协调能力，通过看、摸、听、咬等逐步了解一个物体各方面的属性，而产生对物体的初步知觉；其后，随着语言的发展，儿童开始学会用词汇来概括某些感知的综合概念。1 岁时开始有时间和空间知觉的萌芽，2 岁能辨上、下，4 岁能辨前、后，5 岁能辨别以自身为中心的左、右。4～5 岁时有早上、晚上、今天、明天、昨天的时间概念。

（三）运动的发育

运动的发育可分为大运动（包括平衡）和细运动两大类。

1. 平衡与大运动的发育

（1）抬头　新生儿俯卧时能抬头 1～2 秒，3 个月时抬头较稳，4 个月时抬头很稳。

（2）翻身　婴儿 4 个月可由仰卧翻身至侧卧位，7 个月时能有意识地从仰卧位翻身至俯卧位，再从俯卧位翻身至仰卧位。

（3）坐　婴儿 6 个月能靠双手向前支撑独坐，8～9 个月时能坐稳。

（4）爬　婴儿 8～9 个月能用双上肢支撑向前爬，12 个月时能手膝并用向前爬。

（5）站立、行走与跳　婴儿 10 个月时可扶走，11 个月时可独站片刻，15 个月能独自走稳，24 个月时能双足并跳，30 个月时会独足跳。

大运动发育过程可归纳为："二抬四翻六会坐，七滚八爬周会走"。

2. 细运动的发育 细运动是指手和手指的动作。婴儿 3~4 个月时握持反射消失后，试用全手掌抓握物体；6~7 个月时能独自摇摆或玩弄小物体，出现换手与捏、敲等探索性动作；9~10 个月时可用拇指、食指拾物；12~15 个月时学会用匙，乱涂画；18 个月时能叠 2~3 块方积木；2 岁时可叠 6~7 块方积木，会一页一页翻书。

（四）语言的发育

语言的发育与大脑和发音器官的正常发育以及听觉的完善有关，要经过发音、理解和表达 3 个阶段。新生儿已会哭叫；3~4 个月咿呀发音；6 个月能听懂自己的名字；7~8 个月能发出"爸爸""妈妈"等语音，但无意识；10 个月左右能有意识地喊"爸爸""妈妈"；12 个月时开始会说单词，如"再见"；18 个月能用 15~20 字，能指认并说出家庭主要成员的称谓；24 个月时能讲 2~3 个字构成的短句；3 岁时能说短小的歌谣；4 岁时能讲述简单的故事情节。

（五）心理活动的发展

儿童出生时不具有心理现象，待条件反射形成时即标志着心理活动开始发育，且随儿童生长发育而逐步发展。

1. 注意的发展 注意是指个体的心理活动集中于一定的人或物的过程，分无意注意和有意注意。婴儿以无意注意为主，随年龄的增长，逐渐出现有意注意。5~6 岁后儿童才能较好地控制自己的注意力。

2. 记忆的发展 记忆是将所获得的信息"贮存"和"读出"的神经活动过程，可分为感觉、短暂记忆和长久记忆 3 个不同的系统。长久记忆可分为再认和重现，再认是以前感知的事物在眼前出现时能被认识；重现是以前感知的事物虽不在眼前出现，但可在脑中重现，即被想起。1 岁以内婴儿只有再认而无重现，随年龄的增长，重现能力增强。幼儿只按事物的表面特性记忆信息，即以机械记忆为主；随年龄增长和理解、语言、思维能力的发展，抽象逻辑记忆开始逐渐形成。

3. 思维的发展 思维是运用理解、记忆、综合分析能力来认识事物的本质和掌握其发展规律的一种精神活动。思维分具体形象思维和逻辑思维。儿童 1 岁以后开始产生思维，婴幼儿的思维为初级的形象思维，3 岁以后初步建立抽象概括性思维，6~11 岁以后逐渐学会综合分析、分类比较等抽象思维方法，具有进一步发展独立思考的能力。

4. 想象的发展 想象是人感知客观事物后在脑中创造出新的思维活动。新生儿无想象能力，1~2 岁仅有想象的萌芽，3 岁后儿童开始初步的有意想象，学龄前期儿童仍以无意想象和再造想象为主，学龄期儿童有意想象和创造性想象迅速得以发展。

5. 情绪、情感的发展 情绪是个体生理和心理需要是否得到满足时的心理体验和表现，情感是在情绪的基础上产生对人、对物的关系的体验。新生儿因生后不易适应宫外环境，较多处于消极情绪中，表现为不安、啼哭，而哺乳、抱、摇、抚摸等则可使其情绪愉快；婴幼儿情绪表现特点为时间短暂，反应强烈，容易变化，外露而真实等；随年龄的增长，儿童能够有意识地控制自己，情绪趋向稳定。

6. 意志的发展 意志是自觉地、有目的地调节自己的行为，克服困难以达到预期目的或完成任务的心理过程。新生儿没有意志，随年龄渐长，语言和思维发展愈深入，以及社会交往愈多，在成人教育的影响下，意志逐步形成和发展。

7. 个性和性格的发展 个性是个体所表现出来的与他人不同的习惯行为方式和倾向性。性格是个性特征的一个重要方面。婴儿期一切生理需求完全依赖亲人，逐渐建立了对亲人的依赖性和信任感。幼儿期已能独立行走，说出自己的需要，故有一定的自主感，但并没有完全脱离对亲人的依赖，常出现任性与依赖行为交替现象。学龄前期儿童主动性增强，一旦主动性行为失败，易产生失望与内疚。学龄期儿童开始正规学习生活，对自己的评判能力很差，如不能发现自己学习潜力将产生自卑。青春期少年体格生长和性发育开始成熟，社交增多，心理适应能力增强但容易波动，在感情问题、伙伴问题、职业选择、道德评价和人生观等问题上处理不当时，易发生性格变化。性格一旦形成即相对稳定。

内容回顾　　答案解析

✎ **练习题**

一、选择题

1. 体格生长发育最敏感的指标是（　　）

    A. 体重   B. 身长   C. 头围

    D. 胸围   E. 上臂围

2. 女童，营养发育中等，体重12kg，身长90cm，其头围应该是（　　）

    A. 34cm   B. 38cm   C. 44cm

    D. 48cm   E. 52cm

3. 小儿头围与胸围大致相等的年龄是（　　）

    A. 出生时   B. 6个月   C. 1岁

    D. 2岁   E. 3岁

4. 小儿机体发育最早的系统是（　　）

    A. 消化系统   B. 循环系统   C. 呼吸系统

    D. 神经系统   E. 生殖系统

5. 人体发育成熟较晚的系统是（　　）

    A. 神经系统   B. 淋巴系统   C. 生殖系统

    D. 呼吸系统   E. 循环系统

二、思考题

1. 儿童生长发育的规律有哪些？

2. 体格生长评价的内容包括哪些？

（林秋兰）

第三节　各年龄期儿童的特点及保健措施

PPT

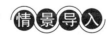

情景：甜甜，女，7月龄，纯母乳喂养，常发生吐奶，其家长带其到医院就诊，未检查出器质性疾病，但发现甜甜各项指标都落后于同龄儿，经了解，甜甜一直纯母乳喂养，未添加辅食，且为避免小儿感冒，很少带甜甜参加户外活动。

思考：

1. 甜甜为什么会出现这些情况？

2. 应该如何避免这种情况发生？

一、胎儿期

（一）胎儿期特点

胎儿在母体中的发育过程包括胚芽期、胚胎期和胎儿期。

1. 胚芽期（0~2周） 受精卵开始分裂并形成胚胎，此时胚胎发育迅速，但总体长度不超过1cm。

2. 胚胎期（3~8周） 胎儿的器官、四肢和其他生理系统开始分化、生成，这是胎儿发育的最重要时期，也是胎儿发育的最敏感期。在此阶段，胎儿的各个器官组织会快速发育，会分化出外胚层、中胚层和内胚层，之后分别长成皮肤、毛发及神经系统，气管、消化以及呼吸系统和各种腺体也会慢慢出现。

3. 胎儿期（9~40周） 胎儿的发育进入最后一个阶段。胎儿的体重和身长在孕期逐渐增加，38周时，胎儿的体重呈加速度的趋势增加。同时，胎儿的器官发育不平衡，其中肌肉发育较慢，而神经系统发育最快。

在胎儿期，胎儿依靠母体提供营养和排泄废物。孕早期的胎儿处于分裂和分化阶段，需要特别注意保护。孕7个月后，胎儿基本发育完成，具备了存活的能力。

（二）胎儿期保健措施

1. 预防遗传性疾病与先天性畸形

（1）预防遗传性疾病 应大力宣传、提倡和普及婚前检查及遗传咨询相关知识，禁止近亲结婚，有遗传病家族史者应做好疾病风险率预测和产前检查、诊断。

（2）预防先天性畸形 孕早期预防病毒和弓形虫感染，避免接触放射线和铅、苯等毒物，勿吸烟和酗酒等；育龄妇女患有严重心、肝、肾疾病及糖尿病、结核病等慢性疾病时，则应在医生指导下决定是否怀孕及孕期用药。

2. 日常保健

（1）孕期保证充足的营养 孕晚期应加强铁、锌、钙和维生素D等重要营养素的补充，以保证胎儿生长发育和储存生后所需，但也要防止营养摄入过多而导致胎儿体重过重，影响分娩和健康。

（2）给予良好的生活环境 避免环境污染，孕妇应注意劳逸结合，减少精神负担和心理压力，保持精神愉快。

（3）预防流产、早产 做好前检查，对高危孕妇加强随访，重视妊娠期合并症的处理，预防流产、早产的发生。

二、新生儿期

（一）新生儿期特点

1. 新生儿期生理特点 刚出生的新生儿开始经历人生的第一次挑战，自身要经历解剖、生理上的巨大变化和调整，才能适应宫外环境。身体各系统的功能开始转变，并逐渐成熟。新生儿，尤其是早期新生儿的发病率和死亡率极高，死亡婴儿中约2/3是新生儿，早期新生儿占新生儿死亡数的70%左右。故新生儿保健是儿童保健的重点，早期新生儿的保健是重中之重。

（1）呼吸系统 新生儿呼吸中枢发育不成熟，肋间肌较弱，呼吸表浅、节律不规则，以腹式呼吸为主，频率较快，安静时约为40次/分，早产儿更快。

（2）循环系统 新生儿心率快且波动范围较大，通常为90~160次/分。血压较低，平均为70/50mmHg（9.3/6.7kPa）。血流多集中于躯干和内脏，四肢易于发凉或青紫。

（3）消化系统　新生儿胃呈水平位，贲门松弛，幽门紧张，且胃容量小，易发生溢乳。肠道相对较长（约为身长的 8 倍），因此消化面积较大，有利于流质食物消化吸收；但肠壁薄，通透性高，屏障功能差，易致肠内毒素、消化不全产物如蛋白质等通过肠黏膜吸收入体内而发生感染和食物过敏。肝脏内葡萄糖醛酸转移酶活力较低，易出现生理性黄疸，同时对多种药物解毒能力较差，易出现药物中毒。生后 10～12 小时开始排墨绿色胎便，2～3 天排完。

（4）泌尿系统　新生儿一般生后 24 小时内排尿。其肾结构发育已完成，但功能仍不成熟。肾稀释功能与成人机近，但肾小球滤过率低，浓缩功能差，不能迅速有效地处理过多的水和溶质，易出现水肿症状。

（5）血液系统　新生儿出生时血液中红细胞、血红蛋白和白细胞总数均较高，以后逐渐下降；血红蛋白中胎儿血红蛋白（HbF）约占 70%，后逐渐被成人血红蛋白（HbA）替代；由于胎儿肝脏维生素 K 储存量少、凝血因子活性低，易发生新生儿出血症。

（6）神经系统　新生儿脑相对较大，占体重的 10%～20%；脊髓相对较长，大脑皮质兴奋性低，睡眠时间长；足月儿出生时已具有觅食反射、吸吮反射、拥抱反射、握持反射等原始神经反射，在生后 3～4 个月自然消失。巴宾斯基征、凯尔尼格征阳性及腹壁反射、提睾反射不稳定属正常现象。

（7）免疫系统　新生儿可通过胎盘从母体获得免疫球蛋白 IgG，因此，对一些传染病如麻疹有免疫力而不易感染。免疫球蛋白 IgA 和 IgM 则不能通过胎盘，再加上皮肤黏膜薄、屏障作用差，血清补体含量低，白细胞吞噬功能差，因此，新生儿易患感染性疾病。

（8）体温调节　新生儿体温调节功能差，皮下脂肪薄，体表面积相对较大，容易散热；寒冷时无寒战反应而依靠棕色脂肪氧化产热；室温过高时足月儿能通过皮肤蒸发和出汗散热，但如体内水分不足可使体温增高而发生脱水热；室温过低、保暖不当时可发生低体温和寒冷损伤综合征。

（9）能量和体液代谢　新生儿每天基础热量消耗为 209kJ/kg，每天总能量需 418～502kJ/kg，生后第 1 天需水量为 60～100ml/kg，以后每天增加 30ml/kg，直至每天 150～180ml/kg。

（10）特殊生理状态　①生理性黄疸：50%～60% 足月新生儿于生后 2～3 天可出现黄疸，4～5 天达高峰，最迟 2 周内消退，早产儿黄疸多于生后 3～5 天出现，7～9 天消退，最长可延迟到 3～4 周，一般情况良好。②生理性体重下降：新生儿出生数天内因体内水分丢失较多以及胎粪排出，出现体重下降，但一般不超过出生体重的 9%，生后 7～10 天左右恢复到出生时体重。③"马牙"和"螳螂嘴"：新生儿上腭中线和齿龈部位常有黄白色小颗粒，俗称"马牙"，数周内自然消退。新生儿两侧颊部有隆起的脂肪垫，俗称"螳螂嘴"，有利于乳汁吸吮，属新生儿正常生理表现。④乳腺肿大和假月经：由于来自母体的雌激素中断，女婴于生后 4～7 天可出现乳腺增大，2～3 周消退；部分女婴生后 5～7 天可出现少量阴道流血，俗称"假月经"，可持续 1 周左右。

2. 新生儿的心理特点　新生儿在觉醒时对周围环境中的巨响及强光刺激产生无条件定向反射，是一种原始的无意注意，生后第 9～14 天出现第一个条件反射，即被母亲抱起时出现吸吮动作，标志记忆的开始，但也有研究表明，在宫内时胎儿即开始有记忆。新生儿有愉快、不愉快两种情绪反应，都与生理需要是否得到满足相关，其中新生儿消极情绪较多，对寒冷、饥饿、不适等表现出不安、啼哭，而哺乳、抱、摇可使其安静，对成人的声音、触摸可做出看、听、安静、愉快等反应。新生儿生后很快就表现出明显的个性差异，有的爱哭，有的比较安静，有的很容易被抚慰，有的则很难被抚慰，有的吃奶时不受外界干扰，有的注意力容易被分散等。新生儿无想象，无意志，无思维活动。

3. 新生儿的行为特点

（1）新生儿的笑　新生儿已具备愉快的情绪，最早在睡眠时或是接受面颊、腹部的抚摸，听到父母的低声哼唱时，新生儿会出现自发性的微笑，表现为用嘴做怪相，此时，眼睛周围的肌肉并未收缩，脸的其余部分仍保持松弛状态，有人称之为"嘴的微笑"，这是"生理性微笑"，是生来就有的。

（2）新生儿的视觉、听觉、味觉和触觉

1）新生儿的视觉 新生儿对光的刺激十分敏感，对光线的明暗变化会做出反应，如闭眼时开了灯，他就会有所反应；新生婴儿看见亮光就会把头转向亮光之处。出生3周左右，他就学会注视视野中出现的物体，并追随物体转移视线。新生儿眼睛追随移动事物，是大脑功能正常的表现。新生儿生后20多天可出现认生反应。

2）新生儿的审美 新生儿生下来第一天就喜欢看图案，不喜欢看单色的屏幕，对类似人脸的图形感兴趣，喜欢看自己父母的脸。新生儿天生就喜欢观看动态的物体，不喜欢看静止的物体；喜欢看三维的有趣的东西。识别人脸是新生儿在子宫里就开始发育的先天能力，新生儿出生15小时后，就可以认出自己的母亲。

3）新生儿的听觉 新生儿对强大的声音有瞬目、震颤反应，甚至出现惊吓反应，新生儿听到巨响后会有哭叫反应。新生儿能辨别简单的音乐旋律，吵闹时放胎教时使用过的音乐，就会很快安静下来；4周后就具有对不同发音的辨别力；应给新生儿听声音的机会，可以时而听音乐，时而讲话逗笑，时而安听的能力。静休息，时而唱歌游戏。让新生儿有机会倾听各种声音的变化，感觉到声音时有时无，从而加速他学

4）新生儿的味觉和触觉 新生儿出生后第1天，就表现出对浓度高的糖水有兴趣，吸吮强、吃得多；出生5天后，能区别乳母和其他母亲乳汁的气味。足月新生儿对不同味道食物反应不同，对苦、酸及咸味显出拒绝的表情；反之，如给予甜食，则表现出乐于接受。

（3）习惯形成 睡眠状态的新生儿均有对连续光和声的反复刺激反应减弱，说明新生儿具备了对刺激有反应、短期记忆和区别两种不同刺激的功能，可以认为这是一种简单形式的学习。

（4）和成人互动 新生儿已具有和成年人互动的能力。新生儿哭是引起成人注意的一种方式，使其需求得到满足。此外，新生儿的表情如注视、微笑和皱眉也可引起母亲的反应。

（5）其他能力 新生儿有模仿成人脸部表情的能力，如能模仿成人张口、噘嘴、吐舌等各种表情动作；新生儿有条件反射形成能力等。

（二）新生儿期保健措施

1. 新生儿出生时保健 新生儿出生时室温保持在26～28℃，新生儿娩出后迅速清理鼻腔、口腔内的黏液，保持呼吸道通畅，结扎脐带，严格消毒，记录出生时Apgar评分、体温、呼吸、心率、体重与身长，出生后观察2小时，正常者予母婴同室，尽早喂母乳，高危儿送新生儿重症监护室，密切观察。新生儿出院回家前应根据要求进行先天性遗传代谢性疾病筛查（如先天性甲状腺功能低下、苯丙酮尿症及葡萄糖-6-磷酸脱氢酶缺乏症）和听力筛查。

2. 新生儿居家保健

（1）居家环境 新生儿房间应空气清新，阳光充足，通风良好，有条件家庭室温保持在22～24℃，相对湿度在55%～65%。冬季应注意保暖，夏季应避免室内温度过高。

知识链接

捂热综合征

捂热综合征又叫蒙被缺氧综合征，在很多情况下，家长护理不当，就会导致小儿出现蒙被缺氧综合征。

蒙被缺氧综合征比较常见的表现，主要是会有明显的发热，以高热为主，一般都是39℃以上的高热。此外，患儿可能会有大汗淋漓、尿量减少、哭的时候没有眼泪，特别严重者甚至会出现休克、惊

厌，或者神经系统方面异常的表现。

蒙被缺氧综合征主要见于小月龄的儿童，小月龄儿童本身的体温调节中枢发育不是特别健全，因此体温很容易受到周围环境的影响，而如果被照顾不当，比如家长给小儿穿衣或者盖被过多，因小儿体里产热较多，而散热相对比较慢，如果所处的周围环境温度过高，就很容易导致出现自身体温增高，从而导致一系列相关表现。

对于蒙被缺氧综合征的小儿，一定要注意及时开包降温，包括开窗通风，调整周围的环境、温度，如果有明显的水电解质紊乱等，需要及时补液，做电解质紊乱的调整，这样有助于患儿症状的缓解。

（2）科学喂养　提倡母乳喂养，并尽早开奶。一般生后30分钟内即把新生儿抱送至母亲怀中，使母婴进行裸体接触和吸吮两侧乳头，促进乳汁分泌和母婴相依情感的建立。此后实行按需哺乳，两次喂乳之间不喂糖水及调乳制品。对母乳不足或其他原因不能采取纯母乳喂养者，根据具体情况选用部分母乳喂养或人工喂养。

（3）皮肤、脐部护理

1）皮肤护理　新生儿皮肤柔软、娇嫩，皮下血管丰富，抵抗力差，同时汗腺分泌旺盛，必须保持新生儿皮肤清洁，排尿后要及时更换尿布，用湿巾擦拭，保持阴部皮肤干燥；排便后用温水洗臀部，每天洗澡1~2次。尿布最好选用柔软、吸水性好的纯棉制品。如发现臀红或颈部、腋下、腹股沟部皮肤潮红时，指导家长用鞣酸软膏或消毒的植物油等涂抹，必要时及时到医院就诊。

2）脐部护理　脐部是天然创口，极易发生感染，在新生儿脐带脱落前应注意脐部有无渗血、渗液，保持脐部清洁干燥。一旦脐部敷料被洗澡水、尿液等浸湿，应及时更换。脐部有渗液者涂75%乙醇；如果脐窝有脓性分泌物，其周围皮肤有红、肿、热，小儿出现厌食、呕吐、发热或体温不升（肛温<35℃），提示有脐炎，应立即去医院诊治。

（4）预防感染　避免患呼吸道、皮肤感染以及传染病的患者进入新生儿室内，要做好保护性隔离。护理新生儿前要洗手，操作要轻柔。保持脐部清洁干燥，注意哺乳卫生，乳具要每日消毒。禁止挑割"马牙"，禁止挤压乳腺，以防口腔感染和乳腺炎。

（5）促进神经心理发育　提倡母婴同室，鼓励家长拥抱和抚摸新生儿，给予各种良性刺激，建立情感连接，培养亲子感情。

（6）日常观察　指导家长观察新生儿的一般情况，如精神状态、面色、呼吸、体温、哭声及大小便等。

3. 常见疾病的预防

（1）新生儿感染性疾病　新生儿期常见的感染性疾病有肺炎、脐炎、败血症、破伤风以及TORCH（弓形虫、风疹病毒、巨细胞病毒、单纯疱疹病毒等）宫内感染等。

预防原则：无菌接生，加强新生儿皮肤、脐部清洁护理，保持新生儿居室、衣服、用具清洁卫生，做好新生儿保护性隔离，适当保暖、防止受凉等。对急产等没有严格消毒接生的新生儿，应在24小时内将其残留脐带剪去一段，重新结扎、消毒，并肌内注射破伤风抗毒素（TAT）。

（2）新生儿吸入性肺炎　是新生儿期的常见疾病，包括羊水吸入性肺炎、胎粪吸入性肺炎和乳汁吸入性肺炎。

预防原则：防止胎儿宫内缺氧和分娩时缺氧，是预防羊水或胎粪吸入性肺炎的关键。喂奶时要注意采取正确的姿势，母亲可用拇指和食指轻轻夹着乳晕下方喂哺，以防因奶汁太急引起呛咳。人工喂养时，不要采用奶孔过大的奶嘴。新生儿喂奶后，应将其竖起趴在母亲肩头，轻拍其背部，便于以打嗝方式排出胃内空气。

（3）**新生儿黄疸** 又称新生儿高胆红素血症，是由于胆红素在体内积聚而引起的皮肤、巩膜等黄染的现象，分为生理性和病理性两种。病理性黄疸常于生后24小时内出现，持续时间：足月儿＞2周、早产儿＞4周，一般情况差，伴有原发疾病的症状。

预防原则：做好产前咨询和孕期保健，指导孕妇预防和治疗感染性疾病，防止溶血病和败血症发生；新生儿出生时接种乙肝疫苗；帮助促进胎便的排出；葡萄糖－6－磷酸脱氢酶（G－6－PD）缺陷者，忌食蚕豆及其制品，不穿有樟脑丸气味的衣服，避免使用磺胺等诱发溶血的药物。

三、婴儿期

（一）婴儿期特点

1. 体格生长迅速 婴儿的体格生长最迅速。出生3个月时的体重为出生体重的2倍，1岁时体重为出生时体重的3倍；出生后前3个月身长增长11～12cm，1岁时身长约为75cm；1岁时头围增长至46cm；牙齿4～6个月开始萌出；神经精神发育也很迅速。

2. 心理发展特征 婴儿专注于与口腔有关的活动。通过吸吮、吞咽、咀嚼等经口的活动来获得快乐感与安全感。婴儿期口腔欲望得到满足，则有助于小儿情绪和人格的正常发育。否则，会造成日后的自恋、悲观、退缩、嫉妒、猜疑、苛求等人格特征，出现咬指甲、吸烟、吸毒、酗酒等不良行为。另外，婴儿期是母子情感依恋的关键期，婴儿与其照顾者（通常为父母）建立起信任感，学习爱和被爱。良好的照顾是发展婴儿信任感的基本条件，是小儿对外界环境、未来产生信任感的来源和建立良好的人际关系的保证。

3. 消化功能不完善，机体对营养的需要多

（1）婴儿3～4个月时唾液分泌开始增加，5～6个月时唾液分泌明显增多，但由于婴儿口底浅，尚不能及时吞咽所分泌的全部唾液，因此，常发生生理性流涎。

（2）婴儿4～6个月开始咀嚼动作发育及功能逐步完善，是培养良好的吞咽、咀嚼和进食习惯的关键时期。

（3）婴儿的食管呈漏斗状，黏膜纤弱、腺体缺乏、弹力组织及肌层尚不发达，下食管括约肌发育不成熟，控制能力差，常发生胃食管反流，绝大多数在8～10个月症状消失。

（4）婴儿消化食物、吸收营养的功能尚未发育完善，同时机体对能量和蛋白质的需求高，形成供需矛盾。如喂养不当、营养供给不足，易发生营养不良、营养紊乱等消化道疾病，使生长发育迟缓。

4. 神经系统发育迅速 随着大脑神经细胞体积的不断增大和数量的不断增加，中枢神经系统成为婴儿期发育最快的系统。如果此期婴儿处在不良的环境中，如营养不良，将严重影响中枢神经系统发育，并且造成不可逆的损害。

5. 运动功能逐渐发育 婴儿期是运动发育的关键期。婴儿逐步学会抬头、翻身、坐起和爬行，由此婴儿视野逐渐扩大，全身各部位动作逐渐协调发展。

（二）婴儿期保健措施

1. 合理喂养

（1）**母乳喂养** 提倡母乳喂养，母乳是理想的天然食物，它不仅能提供小儿需要的各种营养物质，且可以增强抵抗疾病的抵抗力，也有利于母亲产后康复。

（2）**人工喂养** 是指6个月以内的婴儿，母亲由于各种原因不能母乳喂养，而完全用其他动物乳或代乳品进行喂哺的方法。喂养时宜首选鲜牛乳和配方奶粉，人工喂养虽不如母乳喂养好，但若能做到喂养合理，也能满足婴儿生长发育的需要。

（3）辅食增加原则　4～6个月开始添加辅食，应遵循由少到多、由一种到多种、由流食到半流食到软食等原则。婴儿随着月龄增加，乳类食物逐渐减少，随之逐渐添加强化铁米粉、蔬菜、水果、鱼、蛋、肉、豆制品等食物。

2. 培养良好的习惯

（1）睡眠习惯　随年龄增长睡眠时间逐渐减少，3～4个月后应逐渐停止夜间喂哺，以保证夜间睡眠，日间睡眠2～3次，6个月以内婴儿每日睡眠15～20小时，7～12个月婴儿每日睡眠15～16小时。睡前宜沐浴、如厕，不要过度兴奋，可利用固定乐曲催眠，不吸吮乳头，不摇、不抱、不拍，逐渐培养规律睡眠的习惯。

（2）饮食习惯　4～6个月开始添加辅食，逐渐训练用勺、杯、碗、筷进食、饮水，培养均衡膳食习惯及独立进食能力。注意饮食卫生，定时、定量进食，不偏食、不挑食、不吃零食。进食氛围要和谐，婴儿进食时避免对其进行奖惩或强迫进食。

（3）排便习惯　婴儿3个月后可以把尿，会坐后训练大、小便坐盆，每次3～5分钟。婴儿坐盆排便时，不要分散其注意力。1岁时训练白天不用尿布，逐渐训练晚上也不用尿布。婴儿应穿宽松、易脱的裤子，以利于培养排便习惯。

（4）卫生习惯　婴儿晨起应洗脸、洗手，每日洗澡，勤换衣裤，哺乳后喂少量温开水清洁口腔。培养婴儿不咬手指和玩具，不随地大小便，不乱抛果皮、纸屑等良好习惯。

3. 婴儿体质锻炼　为婴儿进行空气浴、水浴、日光浴，做主动、被动婴儿操利于体格发育，提高身体素质。

4. 常见疾病的预防

（1）缺铁性贫血　最主要的原因是铁的摄入不足，先天储铁不足、生长发育过快、铁丢失过多、或吸收障碍也可引起缺铁。主要表现为皮肤黏膜苍白，以唇、口腔黏膜和甲床最明显；易疲乏，不爱活动；体重不增或增长缓慢；由骨髓外造血引起的肝脾肿大；食欲减退，烦躁不安等。

预防原则：①妊娠期及哺乳期母亲需要加强营养，适当增加铁的摄入；②提倡母乳喂养，生后4～6个月开始添加含铁辅食，人工喂养时推广使用铁强化食品，鲜牛乳喂养要加热处理；③合理搭配饮食，维生素C、果汁等利于铁的吸收，培养良好的饮食习惯；④对早产儿、低出生体重儿2个月左右给予铁制剂预防。积极防治婴儿腹泻、感染、慢性失血等。

（2）维生素D缺乏性佝偻病　主要是因日光照射不足、维生素D的摄入不足、生长发育的速度快、腹泻、肝胆及肾脏疾病影响维生素D的吸收或代谢障碍。主要表现为神经、精神症状（易激惹、夜惊、盗汗等），骨骼改变，运动功能发育迟缓，免疫力低下等。

预防原则：①孕妇和婴儿都要多进行户外活动，多晒太阳，促进内源性维生素D的产生；②合理喂养，按时添加辅食，出生后两周开始补充维生素D制剂400IU/d，4个月开始逐步添加动物的肝、肾、蛋黄等富含维生素D的食物；③孕妇和乳母应平衡膳食，进食富含维生素D和钙的食物；④积极防治婴儿腹泻、肝胆及肾脏疾病等。

（3）急性呼吸道感染　其发生与婴儿呼吸系统发育不完善、免疫功能差有关。受凉、劳累等为主要诱因，居室空气污浊、通风不良等均促使感染发生。主要表现为发热、咳嗽、气促、呼吸困难和肺部啰音。

预防原则：①合理营养，适当锻炼，增强抗病能力；②加强日常护理，注意保暖，保证睡眠充足，避免与呼吸道感染病患者密切接触；③按时预防接种，预防传染病，防治营养性疾病；④居室定时开窗通风，保持空气新鲜、流通，必要时用食醋熏蒸进行空气消毒。

（4）腹泻　常由肠内感染、肠外感染、饮食不当、食物过敏、气候骤变、滥用抗生素等因素所致，也与婴儿的消化系统发育不成熟、免疫力低下有关。主要表现为大便次数增多和大便性状改变。

预防原则：①合理喂养，注意食物要新鲜、清洁；②加强日常护理，气候变化时防止受凉或过热；③避免滥用抗生素，防止肠道菌群失调。④加强体格锻炼，防治营养性疾病。

（5）泌尿系统感染　婴儿机体抵抗力及泌尿道局部防御功能差，加之使用尿布，尿道口常被细菌感染，特别是女婴，极易发生逆行性泌尿系感染，泌尿道畸形也增加了感染的危险。

预防原则：①加强婴儿营养与护理，注意尿布、外阴清洁卫生，防止细菌污染尿道口；②及时矫治泌尿道畸形，防止尿路梗阻；③导尿与泌尿系器械检查时，严格无菌操作。

四、幼儿期

（一）幼儿期特点

1. 神经、心理发育迅速　生后1～3岁为幼儿期，3岁时神经细胞基本分化完成，神经精神发育较迅速，脑发育已较成熟。能够用手拿笔乱画、拿勺、折纸、划直线、搭桥、画圈、会说几个字组成的句子。集中注意时间可达20～30分钟，出现有意注意，喜欢做藏找东西的游戏，逐步产生羞愧、自豪、骄傲、内疚、同情心理，与外界环境接触机会增多，好奇心和模仿力增强，自主性、独立性、感知觉都不断发展。

2. 体格生长速度逐渐减缓　1岁后的幼儿，体格生长速度逐渐减缓。出生第2年体重增加2.5～3.5kg，2岁时体重约为出生体重的4倍（12kg），身高为85cm。2～3岁体重约增加2kg，身高约增加5cm。

（二）幼儿期保健措施

1. 日常保健

（1）合理安排膳食　提供均衡营养，幼儿在2～2.5岁以前，乳牙尚未出齐，咀嚼和胃肠消化能力较弱，食物应软、烂、细及多样化合理搭配；培养良好的进食习惯，鼓励自用餐具，保持愉快、宽松的就餐环境，养成不吃零食、不挑食、不偏食等良好习惯。鼓励和提倡幼儿独立进食，进餐时间规律。

（2）衣着　幼儿衣着应宽松、保暖、轻便，以易于小儿活动。衣服颜色应鲜艳，便于识别。可以锻炼幼儿自己穿脱衣服，所以衣着应简便，易于穿脱，鞋子舒适，鞋底为平软的厚底，以便保护双脚。

（3）充足的睡眠　幼儿的睡眠时间随年龄的增长而减少，1～2岁每晚可睡12小时，2～3岁每晚可睡10～11小时，睡前常有人陪伴或带一个喜欢的玩具上床，以使幼儿有安全感。睡前避免给幼儿讲解紧张的故事或做剧烈的游戏。要养成自然睡眠和规律睡眠的好习惯。

（4）口腔保健　2～3岁以后培养儿童自己早晚刷牙，饭后漱口习惯，少吃易致龋齿的食物，定期进行口腔检查。

2. 早期教育

（1）排便训练　18～24个月时幼儿开始能够自主控制肛门和尿道括约肌。训练过程中，家长应注意采用表扬和鼓励的方式，训练失败时不要表示失望或责备幼儿。

（2）动作的发展　1～2岁幼儿要选择发展走、跳、投掷、攀登等发展肌肉活动的玩具，如球类、拖拉车、积木、滑梯等，2岁后的幼儿开始模仿成人的活动，玩水、沙土、橡皮泥，在纸上随意涂画，喜欢奔跑、蹦跳等激烈、刺激性运动，故2～3岁幼儿要选择能发展动作、注意、想象、思维等能力的玩具，如形象玩具（积木、娃娃等）、能拆能装的玩具、三轮车、攀登架等。

（3）语言的发展　需要经过发音、理解和表达3个阶段。幼儿有强烈的好奇心、求知欲和表现欲，喜欢问问题、唱简单的歌谣、翻看故事书或看动画片等。成人应满足其欲望，经常与其交谈，鼓励其多说话，通过做游戏、讲故事、唱歌等促进幼儿语言发育，并借助于动画片等电视节目扩大其词汇量，纠正其发音。

（4）卫生习惯　培养幼儿养成饭前、便后洗手，不喝生水，不吃未洗净的瓜果，不食掉在地上的食物，不随地吐痰和排便，不乱扔瓜果、纸屑等习惯。

3. 定期健康检查，预防常见疾病　每隔 3 ~ 6 个月应进行体格检查 1 次。重点为视力测试，血、尿、便常规，血钙、磷检查，牙齿检查，体格生长指标监测。预防维生素 D 缺乏性佝偻病、营养不良、单纯性肥胖、缺铁性贫血、泌尿道感染、寄生虫感染、视力发育障碍和龋齿的发生。

4. 防治常见的心理行为问题　幼儿时期已能独立行走，说出自己的需要，有一定自主感，但又未脱离对亲人的依赖，常出现违拗言行与依赖行为相互交替的现象。常见的心理行为问题包括违拗、发脾气和破坏性行为等。

五、学龄前期儿童

（一）学龄前期儿童特点

学龄前期儿童的体格生长速度相对较慢，但智力发展迅速，语言、思维、记忆、想象力逐渐成熟，与外界环境接触日益增多，模仿性强，可塑性大，是性格形成的关键时期。

（二）学龄前期儿童的保健措施

1. 日常保健

（1）合理营养　学龄前儿童饮食接近成人，随着年龄增长，体表面积逐渐减少，产能的营养素降低，需提供优质蛋白和必需氨基酸，保证身体的正常发育。

（2）睡眠　保证良好的睡眠环境和睡眠质量，每日保证睡眠时间在 11 ~ 12 小时。

（3）学龄前儿童已有部分自理能力，如进食、洗脸、刷牙、穿衣、如厕等，但其动作缓慢、不协调，常需他人帮助。此时仍应鼓励儿童自理，不能包办。

2. 早期教育

（1）品德教育　培养儿童关心集体、遵守纪律、团结协作、热爱劳动等好品质。安排儿童学习手工制作、唱歌和跳舞、参观博物馆等活动。

（2）智力发展　学龄前儿童绘画、搭积木、剪贴和做模型的复杂性和技巧性明显增加。成人应有意识地引导儿童进行较复杂的智力游戏，增强其思维能力和动手能力。

3. 定期健康检查，预防常见疾病　每年进行 1 ~ 2 次体格检查，防治近视、龋齿、缺铁性贫血、寄生虫等常见病。

4. 防治常见的心理行为问题　学龄前期儿童常见的心理行为问题包括吮拇指和咬指甲、遗尿、手淫、攻击性或破坏性行为等。

六、学龄期儿童

（一）学龄期儿童特点

学龄儿童智力发育更加成熟，对事物具有一定的分析、理解能力，认知和心理社会发展非常迅速，是小儿获取知识的重要时期，也是心理发展重要的转折期。学龄儿童机体抵抗力增强，发病率较低，在个人卫生、营养、体育锻炼、娱乐、睡眠、安全等方面应达到具备自理能力的目标。

（二）学龄期儿童的保健措施

1. 合理营养　学龄期膳食要求营养充分而均衡，以满足儿童体格生长、心理和智力发展、紧张学习和体力活动等需求。培养良好的饮食习惯，纠正拒食、挑食、偏食、吃零食、暴饮暴食、吃垃圾食品等不良饮食习惯。

2. 体格锻炼　每天进行户外活动和体格锻炼，内容要适当，要循序渐进，不能操之过急。

3. 预防疾病和促进健康

（1）健康监测　定期进行健康检查，继续按时进行预防接种，宣传常见传染病的知识，对传染病做到早发现、早报告、早隔离、早治疗。

（2）培养良好的睡眠习惯　根据儿童的年龄、活动量、健康状况等因素制订个体化的休息和睡眠时间表，养成按时上床和起床的习惯，有条件者午睡片刻，以保证学龄期儿童精力充沛、身体健康。

（3）保持牙齿健康　学龄期儿童处于换牙的关键时期，应注意口腔卫生和定期的牙科检查，培养儿童每天早、晚刷牙，饭后漱口的习惯，预防龋齿。

（4）预防近视　学龄期儿童应特别注意保护视力，教育儿童写字、读书时书本和眼睛应保持30cm左右的距离，保持正确姿势。课间要到户外活动，进行远眺，以缓解视力疲劳。教导学生写字不要过小过密，并积极开展眼保健操活动。读书时眼睛出现疲劳不适、视物不清时，要及时到医院进行检查和治疗。

（5）培养正确的坐、立、行走和读书等姿势　学校和家庭还应注意培养学龄期儿童正确的坐、立、行走和读书等姿势，预防脊柱异常弯曲等畸形的发生。培养正确的坐、立、行等姿势，学龄期是骨骼生长发育的重要阶段，小儿骨骼的可塑性很大，如果经常保持某些不良姿势，如听课、看书、写字时弯腰、歪头、扭身，站立和行走时歪肩、驼背等，可影响胸廓的正常发育，造成骨骼畸形。

（6）培养良好习惯　培养不吸烟、不饮酒、不随地吐痰等良好习惯。注意培养良好的学习习惯和性情，加强素质教育。可以通过体育锻炼培养儿童的毅力和奋斗精神，通过兴趣的培养陶冶高尚情操。要充分利用各种机会和宣传工具，有计划、有目的地帮助儿童抵制社会上各种不良风气的影响。

（7）防治常见的心理行为问题　学龄期儿童不适应上学是此期常见问题，表现为焦虑、恐惧或拒绝上学。其原因不愿意与父母分离，上学时产生分离性焦虑；不喜欢学校的环境；害怕老师；与同伴关系紧张；害怕考试等。家长首先要查明原因，采取相应措施。同时，需要学校和家长的相互配合，帮助儿童尽快适应学校生活。

4. 防止意外事故　对儿童进行法制教育，学习交通规则和意外事故的防范知识，减少伤残的发生。

七、青少年期儿童

青少年期儿童特点及保健措施内容详见第二章。

✏️ **练习题**

内容回顾　　答案解析

一、选择题

1. 足月新生儿，女，出生5天，阴道流出少量血性液体，无其他出血倾向，反应好，吸吮有力，该现象最可能是（　　）

　　A. 假月经　　　　　　　　B. 阴道直肠瘘　　　　　　　C. 尿道阴道瘘

　　D. 会阴损伤　　　　　　　E. 血友病

2. 足月新生儿，出生后10天，吃奶差，精神欠佳，脐部出现红肿、渗液，最有可能诊断是（　　）

　　A. 新生儿破伤风　　　　　B. 新生儿脐炎　　　　　　　C. 新生儿败血症

D. 新生儿湿疹　　　　　　　E. 新生儿黄疸

3. 婴儿期可以开始的早期训练是（　　）

A. 刷牙训练　　　　　　B. 坐姿训练　　　　　　C. 穿衣训练

D. 学习习惯训练　　　　E. 大小便训练

4. 关于幼儿期保健措施，错误的是（　　）

A. 培养良好的就餐习惯　　B. 口腔保健　　　　　　C. 早期教育

D. 预防疾病及意外　　　　E. 培养学习习惯

5. 学龄前期儿童保证的睡眠时间是（　　）

A. 9 ~ 10 小时　　　　　B. 14 ~ 15 小时　　　　C. 11 ~ 12 小时

D. 8 ~ 9 小时　　　　　　E. 13 ~ 14 小时

二、思考题

1. 学龄期儿童的特点是什么？

2. 学龄期儿童的保健措施有哪些？

（林秋兰）

第四节　计划免疫

PPT

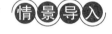

情景： 张某，女，3 岁半。在入幼儿园时被告知必须接种 A + C 群流脑疫苗方可入园。次日前来当地社区卫生服务中心预防接种。接种护士询问禁忌证，得知儿童在 1 岁时有惊厥史，告知家长有接种禁忌证，不能接种。家长因担心孩子不能如期上幼儿园，坚持要求接种，引发双方纠纷。

思考：

1. 预防接种的注意事项？

2. 如何加强预防接种时的沟通？

计划免疫（planned immunization）是根据传染病疫情监测和人群免疫状况分析，按照科学的免疫程序，有计划地对特定人群进行预防接种，从而达到提高人群免疫水平，预防、控制乃至最终消灭相应传染病的目的。

计划免疫的目标是使易感人群中相当大部分的人在生命的早期，即在可能暴露于病原微生物之前就能获得免疫力。

预防接种（vaccination）又称人工免疫，是指利用人工制备的抗原或抗体，通过适宜的途径注入机体，使人体获得对某些传染病的特异性免疫力，从而保护易感人群，预防传染病的发生和流行。用于预防接种的生物制品通称为免疫制剂。

一、预防接种的种类

1. 人工主动免疫（artificial active immunity） 又称人工自动免疫，是指将免疫原性物质接种到机体内，使机体产生特异性免疫，从而预防传染病发生的措施。人工主动免疫制剂主要有：①减毒活疫苗，如麻疹疫苗、卡介苗；②灭活疫苗，如灭活的霍乱弧菌菌苗；③成分疫苗，如白喉类毒素疫苗；④DNA 疫苗。

2. 人工被动免疫（passive immunization）　是将含有抗体的血清或其制剂直接注入机体，使机体立即获得抵抗某种传染病的能力的免疫方法。常用的人工被动免疫制剂为免疫血清和丙种球蛋白。

被动自动免疫兼有被动及自动免疫的优点，能使机体迅速获得特异性抗体，产生持久的免疫力。

二、预防接种的对象与内容

（一）常见疫苗免疫程序

常见疫苗免疫程序见表1-1。

表1-1　常见疫苗免疫程序

疫苗种类		接种年（月）龄														
		出生时	1月	2月	3月	4月	5月	6月	7月	8月	9月	18月	2岁	3岁	4岁	5岁	6岁
乙肝疫苗		1		2				3									
卡介苗		1															
脊髓灰质炎灭活疫苗				1													
脊髓灰质炎减毒活疫苗					1	2									3		
百白破疫苗					1	2	3					4					
白破疫苗																	1
麻风疫苗										1							
麻腮风疫苗												1					
乙脑减毒活疫苗或乙脑灭活疫苗	JE-L									1			2				
	JE-I									1、2			3			4	
A群流脑多糖疫苗									1		2						
A群C群流脑多糖疫苗															1		2
甲肝减毒活疫苗或甲肝灭活疫苗	HepA-L											1					
	HepA-I											1	2				

（二）使用规定

1. 起始免疫年（月）龄：免疫程序表所列各疫苗剂次的接种时间，是指可以接种该剂次疫苗的最小接种年（月）龄。

2. 儿童年（月）龄达到相应疫苗的起始接种年（月）龄时，应尽早接种。建议在下述推荐的年龄之前完成国家免疫规划疫苗相应剂次的接种。①乙肝疫苗第1剂：出生后24小时内完成；②卡介苗：<3月龄完成；③乙肝疫苗第3剂、脊髓灰质炎疫苗第3剂、百白破疫苗第3剂、麻风疫苗、乙脑减毒

活疫苗第 1 剂或乙脑灭活疫苗第 2 剂：＜12 月龄完成；④A 群流脑多糖疫苗第 2 剂：＜18 月龄完成；⑤麻腮风疫苗、甲肝减毒活疫苗或甲肝灭活疫苗第 1 剂、百白破疫苗第 4 剂：＜24 月龄完成；⑥乙脑减毒活疫苗第 2 剂或乙脑灭活疫苗第 3 剂、甲肝灭活疫苗第 2 剂：＜3 周岁完成；⑦A 群 C 群流脑多糖疫苗第 1 剂：＜4 周岁完成；⑧脊髓灰质炎疫苗第 4 剂：＜5 周岁完成；⑨白破疫苗、A 群 C 群流脑多糖疫苗第 2 剂、乙脑灭活疫苗第 4 剂：＜7 周岁完成。

3. 选择乙脑减毒活疫苗接种时，采用两剂次接种程序。选择乙脑灭活疫苗接种时，采用四剂次接种程序；乙脑灭活疫苗第 1、2 剂间隔 7 ~ 10 天。

4. 选择甲肝减毒活疫苗接种时，采用一剂次接种程序。选择甲肝灭活疫苗接种时，采用两剂次接种程序。

5. 卡介苗接种 1 剂次；乙肝疫苗接种 3 剂次；脊髓灰质炎疫苗接种 4 剂次，前 3 剂次为基础免疫，第 4 剂次为加强免疫；百白破疫苗接种 5 剂次，前 3 剂次为基础免疫，第 4 剂次为加强免疫；第 5 剂次使用白破疫苗加强免疫 1 剂次；麻疹疫苗接种 2 剂次，第 2 剂次为复种；乙脑减毒活疫苗注射 2 剂，第 1 剂为基础免疫，第 2 剂为加强免疫；乙脑灭活疫苗注射 4 剂，第 1、2 剂为基础免疫，2 剂次间隔 7 ~ 10 天，第 3、4 剂次为加强免疫；A 群流脑疫苗注射 4 剂，第 1、2 剂为基础免疫，2 剂次间隔时间不少于 3 个月，第 3、4 剂次为加强免疫，3 岁时接种第 3 剂，与第 2 剂接种间隔时间不得少于 1 年，6 岁时接种第 4 剂，与第 3 剂接种间隔时间不得少于 3 年。

6. 基础免疫要求在 12 月龄内完成。

7. 脊髓灰质炎疫苗、百白破疫苗各剂次的间隔时间应≥28 天。

8. 乙肝疫苗第一剂在新生儿出生后 24h 内尽早接种，第 2 剂在第 1 剂接种后 1 个月接种，第 3 剂在第 1 剂接种后 6 个月（5 ~ 8 月龄）接种。第 1 剂和第 2 剂间隔应≥28 天，第 2 剂和第 3 剂的间隔应≥60 天。

9. 麻疹疫苗复种可使用含麻疹疫苗成分的其他联合疫苗，如麻疹风疹联合减毒活疫苗、麻疹腮腺炎风疹联合减毒活疫苗等。

三、预防接种注意事项

（一）预防接种前注意事项

保持接种部位皮肤清洁。因饥饿和过度疲劳时接种疫苗容易发生晕针，所以最好不要空腹接种。每次预防接种前医生要询问接种儿童健康状况，确定没有接种"禁忌证"方可接种。

（二）预防接种后护理

1. 留观 接种完毕，接种者应在接种场所观察 15 ~ 30 分钟，无异常反应后方可离开。

2. 发热反应 合格的疫苗在实施规范预防接种后，由于疫苗本身所固有的特性，有时会引起发热反应。全身反应体温可为 37.1 ~ 38.6℃，接种人员给予一般的处理指导：①受种者发热在≤37.5℃时，应加强观察，适当休息多饮水，防止继发其他疾病；②受种者发热＞37.5℃或≤37.5℃并伴有其他全身症状、异常哭闹等情况，应及时到医院诊治。

3. 局部反应 预防接种后，发生的与预防接种目的无关或意外的有害反应，包括一般反应和异常反应。一般反应主要有发热和局部红肿，同时可能伴有全身不适、倦怠、食欲不振、乏力等综合症状。局部红肿硬结直径可为 2.5 ~ 5cm。局部一般反应处置原则：①红肿硬结直径＜15mm 的局部反应，一般不需任何处理；②红肿硬结直径为 15 ~ 30mm 的局部反应，可用干净的毛巾先冷敷，出现硬结者可热敷，每天数次，每次 10 ~ 15 分钟。红肿硬结直径≥30mm 的局部反应，应及时到医院就诊；③接种卡介苗出现的局部红肿，不能热敷。

4. 异常反应 合格的疫苗在实施规范预防接种过程中或者实施规范预防接种后造成受种者机体组织器官、功能损害，相关各方均无过错的药品不良反应。往往同一批疫苗在同一批健康人群中接种后，仅在少部分人中发生异常反应，与疫苗的种类和发生反应的体质有关。常见的异常反应有晕厥、急性精神反应、过敏性休克、过敏性皮疹、血管神经性水肿等。

对接种后现场留观期间出现的急性严重过敏反应等，应立即组织紧急抢救。对于其他较为严重的，应及时到规范的医疗机构就诊。

（三）预防接种禁忌证

疫苗接种的禁忌证是由于某些机体的反应性不正常或处于某种病理生理状态，接种疫苗后，可能对机体带来某些损害，甚至引起严重的异常反应。为避免这类副反应的发生，规定有某种疾患或处在某种特殊生理状态的人不能接种，可分为绝对禁忌证和一般禁忌证。

1. 绝对禁忌证 一般指任何生物制品都不能接种，包括有明显的过敏史、自身免疫病、恶性肿瘤、神经精神性疾病、免疫缺陷病、皮肤病等。

2. 一般禁忌证 指对各种疫苗接种的禁忌证。一般分为生理状态、病理状态和特殊状态三种情况。

（1）生理状态 指最近曾进行被动免疫者，最近6周内曾注射过免疫球蛋白或其他被动免疫制剂、接受输血者，为防止被动抗体干扰，应推迟活疫苗免疫接种。

（2）病理状态

1）发热 正在发热，特别是高热的患者应暂停接种疫苗。

2）过敏体质 有过敏体质的人接种疫苗，常可引起过敏反应。

3）急性传染病 在急性传染病潜伏期、前驱期及发病期接种疫苗，可能诱发或加重原有病情。

4）中枢神经系统疾患 患有癫痫、脑炎后遗症、惊厥史等疾患或已痊愈者，接种疫苗时应慎重，尤其是接种乙型脑炎疫苗、百白破三联疫苗和流脑疫苗。

5）重症慢性疾患 患有活动性肺结核、急慢性肾脏病变、慢性心脏病、肝病、严重的先天性心脏病、血液系统疾患等患者，接种疫苗后可能加重原有病情或使反应加重，应暂缓接种。

6）严重营养不良 患有严重的营养不良及消化功能紊乱者不宜接种。

（3）特殊状态 凡患有免疫缺陷病、白血病和恶性肿瘤及放射治疗、脾切除而使免疫功能受到限制者，均不能使用活疫苗，否则可能造成严重后果。

（四）暂缓预防接种情况

1. 患传染病后正处于恢复期或有急性传染病接触史而又未过检疫期的儿童，不宜进行预防接种。若此时进行预防接种，容易发生不良反应或使原有病情加重。

2. 正在患感冒或因各种疾病引起发热的小儿，若进行预防接种，会使体温升高，诱发或加重疾病。

3. 有哮喘、湿疹、荨麻疹的小儿，进行预防接种后易发生过敏反应，特别是注射麻疹活疫苗等致敏原较强的疫苗，更易产生过敏反应。

4. 患急慢性肾脏病、活动性肺结核、严重心脏病、化脓性皮肤病、化脓性中耳炎的小儿，进行预防接种，可出现各种不良反应，使原有的病情加重而影响患儿康复。

5. 若身体不适，有呕吐、腹泻、咳嗽等症状时，在征得医生的同意后，可暂时不进行预防接种，待症状好转后再补打。

中国发明预防术，战胜天花瘟疫

天花是一种传染性很强的疫病，曾经导致了无数人的死亡。直到中国人发明了种痘术，天花的危害才开始有所降低。在1796年琴纳发明牛痘术之前，全世界使用的人痘术都是从中国引进的，这是中国医术对世界是伟大的贡献之一。

从唐宋时期开始，天花开始肆虐中华大地。到了明代，天花已经成为十分严重的传染病，时人称其为痘毒。不幸染上痘毒的患者，十之八九难逃一死。不过，医生们也发现，生过痘毒而侥幸活下来的人，除了收获一脸麻子外，还对此病有了免疫力。于是有人发现患者的痘浆可以使没有患病的人获得免疫力。到了明朝隆庆年间，终于有人提出对抗痘毒的方法。也有一些古代医书上记录，唐宋时期就已经有出现了类似的接种办法。一开始是抽取患者身上的痘浆作为痘苗，直接感染健康人，后来改用毒性较小的痘痂，这种办法就叫做人痘接种术。为了降低接种者的死亡率，明清两代的医生总结出了很多经验，痘苗需要长时间的选炼和放置，尽量降低其毒性。清代中期时，人痘接种术已经有很高的安全性，官府还设立了专门的种痘局，负责应对疫灾。

18世纪前后，中国种痘术先后传入俄国、日本、朝鲜、英国，并推广到西欧和北美地区。

内容回顾　答案解析

练习题

一、选择题

1. 下列哪项不是预防接种的种类（　　）
    A. 人工主动免疫
    B. 人工被动免疫
    C. 被动自动免疫
    D. 非特异性免疫

2. 下列哪项不是预防接种后的护理内容（　　）
    A. 口服药物
    B. 发热反应
    C. 局部反应
    D. 异常反应

3. 下列哪项属预防接种的绝对禁忌证（　　）
    A. 发低热
    B. 感冒
    C. 免疫缺陷病
    D. 外伤

4. 下列哪些是人工被动免疫制剂（　　）
    A. 麻疹疫苗
    B. 霍乱弧菌菌苗
    C. 卡介苗
    D. 丙种球蛋白

5. 乙肝疫苗第一剂在（　　）接种
    A. 新生儿出生后24小时内
    B. 新生儿出生后1个月内
    C. 新生儿出生后3个月内
    D. 新生儿出生后3个月内

二、简答题

1. 预防接种的绝对禁忌证有哪些?
2. 简述预防接种后出现发热反应的护理措施。

（邓广飞）

PPT

第五节　儿童体格锻炼

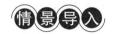

情景：妈妈带 3 岁的东东去社区健康服务中心进行体检，医生经询问得知，东东经常生病，平时很少出门，不爱运动，医生建议适当增加儿童体格锻炼。

思考：

1. 不同年龄段的体格锻炼方式有哪些方式？
2. 请为东东制定合理的体格锻炼方案。

一、户外活动

（一）作用

户外活动可以提高儿童适应季节变化的能力，增强体温调节功能，减少维生素 D 缺乏性佝偻病的发生，防控近视，促进儿童身心健康发展。

（二）原则

婴儿出生后宜尽早进行户外活动，接触新鲜空气。户外活动一年四季均可进行，夏天宜选择早晨和傍晚时段，注意补充水分，避免晒伤和中暑，冬天户外活动时只暴露脸部和手，注意保暖和避免着凉。户外活动时间随着儿童年龄增长由每日 1～2 次，每次 10～15 分钟，逐渐延长至 1～2 小时。根据教育部发布的《3～6 岁儿童学习与发展指南》，幼儿每日户外活动时间不少于 2 小时，其中体育活动时间不少于 1 小时，季节交替时要坚持。

二、皮肤锻炼

皮肤是人体面积最大、分布最广的感觉器官，通过皮肤锻炼，可以促进儿童神经系统的发育，增强儿童的免疫功能。常见的皮肤锻炼方式有婴儿抚触、水浴、空气浴及日光浴等。

（一）婴儿抚触

1. 操作目的　婴儿抚触是对婴儿的皮肤进行有次序、有手法技巧的科学抚摩。通过对皮肤的良性触觉刺激，促进神经系统、免疫系统的发育，有利于食物消化吸收，调节睡眠，增加亲子情感交流。

2. 操作前准备

（1）操作者　修剪指甲，取下手表，洗手。

（2）婴儿　皮肤完整，四肢活动好，喂奶前或后 1 小时。

（3）用物　大毛巾、衣服、尿布、包被、婴儿润肤油。

（4）环境　保暖（室温 26～28℃）、安全、安静，关闭门窗，播放柔和音乐，每次 15 分钟左右。

3. 操作流程

（1）面部　①双手拇指放在婴儿前额眉间上方，用指腹从额头轻柔向外平推至太阳穴。②拇指从婴儿下巴处沿着脸的轮廓往外推压，至耳垂处停止。③四指从前额发际向后抚摩至耳后乳突。

（2）胸部　双手放在婴儿的两侧肋缘，先用右手向上滑向婴儿右肩，复原；换左手上滑到婴儿左肩，复原。注意避开乳头。

（3）腹部　放平手掌，顺时针方向画半圆抚摩婴儿腹部，左右手交替，注意动作要轻柔，不能离肚脐太近。最后划倒写的"I""L""U"，代表英语"I love you"。

（4）手部　①轻轻挤捏婴儿的手臂，从上臂到手腕，类似于挤牛奶的动作。②轻轻搓滚手臂。③用拇指腹从婴儿手掌面向手指方向推进，并抚触每个手指。④换另一侧手，重复①～③的步骤。

（5）腿部　①两手抓住婴儿的腿，交替从大腿至脚踝轻轻挤捏，像挤牛奶一样。②从大腿至脚踝轻轻搓滚，让婴儿放松。③用拇指腹从婴儿脚跟向脚趾方向推进，并抚触每个脚趾。④换另一侧腿，重复①～③的步骤。

（6）背部　①翻身：一手托颈部，一手轻按胸前将婴儿处于俯卧位。②双手平行放在婴儿背部，沿脊柱两侧，由内向外滑触，从上至下依次进行。③顺着头部轻抚至臀部。

4. 注意事宜　力度合适，注意体位姿势，防损伤、窒息；不强迫婴儿保持固定姿势，如果哭闹暂时停止抚触；抚触头部时避开前囟；抚触胸部时避开乳头；若婴儿脐带未脱落不予抚触腹部；润肤油不接触婴儿眼睛。

（二）水浴

1. 操作目的　水浴是利用水的温度和水流对皮肤的刺激，促进机体的血液循环、新陈代谢和体温调节，提高机体的应激能力和皮肤抵抗力。水浴的方法有很多种，家长可根据小儿的年龄、体质及季节等情况选择合适的水浴。

2. 水浴的分类

（1）温水浴　可清洁全身皮肤，促进血液循环，预防感染，使小儿舒适、安静，有利于睡眠和生长发育。新生儿脐带脱落后即可进行温水浴，水温以 37～37.5℃ 为宜，春冬季每日 1 次，夏秋季每日 2 次，水浴时间一般为 7～12 分钟。温水浴后可用较冷（33～35℃）的水冲淋小儿，随后立即擦干，用温暖毛巾包裹，换上干净衣服。冬季要注意水温、室温，做好水浴前准备工作，避免着凉。

（2）擦浴　适合 7～8 个月以上的婴儿，擦浴时室温应维持在 16～18℃，开始时水温应在 32～33℃，等婴儿适应后，每 2～3 天降低 1℃，婴儿最低水温可降至 26℃，幼儿最低水温可降至 24℃。可先进行 1～2 周干擦，小儿适应后再进行湿擦，干擦时宜选用柔软的毛巾按上肢、后背、腹部、下肢的顺序分区域擦拭。湿擦时将吸水性好而软硬适中的毛巾浸入水中，拧半干后在小儿四肢做向心性擦浴，湿擦后用干毛巾擦至皮肤微红。擦浴时应注意不擦部位的保暖，擦完后让小儿静卧 10～15 分钟。

（3）淋浴　适合 3 岁以上儿童，效果比擦浴好。每天 1 次，一般在早餐前或午睡后进行。每次冲淋全身 20～40 秒，室温维持在 18～20℃，水温维持在 35～36℃。淋浴时，小儿立于有少量温水的盆中，冲淋顺序依次为上肢、胸背、腹部、下肢，不可冲淋头部，冲淋距离应大于 40cm。淋浴后用干毛巾将全身皮肤擦至微红。待小儿适应后，每 2～3 天降低水温 1℃，年幼儿最低降至 26～28℃，年长儿可降至22～24℃。

（4）游泳　有条件者可以从小训练，但必须有成人在一旁监护。游泳应选择在水质干净、附近无污染源、平坦安全的游泳池中进行。气温应在 24～26℃，水温在 22℃以上。开始时每次 1～2 分钟，随后逐渐延长游泳时间。如出现寒战、青紫或任何不适应，马上出浴并进行保暖。游泳前不宜空腹或饱食，适当进行热身运动，游泳后要尽快擦干身体，注意保暖。

（三）空气浴

1. 操作目的　让身体暴露在新鲜空气中以达到锻炼身体的效果。空气浴可提高机体对外界环境的适应能力和抗寒能力，促进呼吸功能和血液循环，增强神经系统的功能，预防感冒。

2. 操作原则　健康儿童从出生后即可开始，可先在室内进行，随气温下降逐步适应后再换至室外。

一般在饭后 1~1.5 小时进行，每日 1~2 次，每次 2~3 分钟，逐渐延长至夏季 2~3 小时，冬季 20~25 分钟。开始时可穿衣，然后逐渐减少，最后达到只穿短裤进行，使大部分皮肤裸露在空气中。空气浴前应让小儿进食高热量食物，以提供机体产热的能量。做好充分、合理、科学的准备活动，帮助小儿提高神经 – 肌肉兴奋性，促进局部血液循环，防止运动损伤。空气浴过程中应随时观察小儿反应，如出现口唇青紫、面色苍白等寒冷表现，应立即穿衣。小儿处于患病期间或天气恶劣（出现大雾、大风或寒流）等情况，应停止空气浴锻炼。

（四）日光浴

1. 操作目的 通过日光照射皮肤，引起一系列生理、生化反应，以达到锻炼身体的效果。日光中的紫外线，除了具有杀菌和增强抵抗力的作用，还可以使皮肤里麦角固醇转变为维生素 D，预防小儿佝偻病。日光中的红外线可以透过表皮到达深部组织，使血管扩张，促进血液循环和新陈代谢。

2. 操作原则 日光浴应在气温高于 22℃ 且无大风时进行。夏季最好在上午 8：00~9：00，早餐后进行；春秋季可在上午 10：00~12：00 进行。可先晒背部，再晒身体两侧，最后晒胸腹部。开始时每个部位晒半分钟，后逐渐增加，但每次日光浴时间不超过 20~30 分钟。小儿日光浴时应做好防护措施，遮盖眼、面及会阴部等，以免日光直射而晒伤重要部位。注意不要隔着玻璃晒，因玻璃会过滤大部分紫外线，从而降低晒日光浴的功效。如出现头晕、头痛、虚弱、大汗淋漓等情况，应限制日光照射量或停止日光浴。

三、体育运动

（一）体操

1. 婴儿被动操 是一种操作科学、简单易学的健康保健活动，能够锻炼婴儿的骨骼和肌肉，训练婴儿动作的协调性，增进母婴交流。

（1）扩胸运动让婴儿的手伸成直角形，然后轻轻地胸前交叉，做两个八拍。

（2）屈肘运动一手掌托住婴儿肘部，另一手握住婴儿的手掌前臂，然后轻轻地转动，做两个八拍。

（3）肩关节运动将婴儿两边肩部从前到后方向，做两个八拍。

（4）上肢运动一手扶着婴儿前臂，另一手握住婴儿手掌，然后轻轻地转动，做两个八拍。

（5）踝关节运动一手轻轻握住婴儿小腿，另一手握住婴儿的脚，然后轻轻地顺时针转动，做两个八拍。

（6）下肢伸屈运动一手托住婴儿大腿，另一手托住婴儿的脚，从前面轻压到后面，做完两个八拍后，再轻轻给婴儿做一个旋转的动作。

（7）举腿运动轻轻压直婴儿膝关节，然后握住膝关节，再轻轻地抬起，压至腹部，然后顺着膝关节慢慢地放平，复原，再做一个八拍。

（8）翻身运动一手扶婴儿胸腹部，一手垫于婴儿背部，帮助从仰卧转体为侧卧，再从侧卧转体到俯卧，从俯卧转体到仰卧，做两个八拍。

2. 婴儿主动操 适合 6~12 个月婴儿，在成人的适当协助下，婴儿主动进行爬、坐、仰卧起身、扶站、扶走、双手取物等。主动操可以扩大婴儿视野，促进智力发育。

3. 幼儿体操 对于 12~18 个月的幼儿，可在成人的扶持下锻炼走、前进、后退、平衡、扶物过障碍物等动作，如竹竿操。对于 18 个月至 3 岁的幼儿，可配合音乐或儿歌进行有节奏的运动，如模仿操。

4. 儿童体操 适合 3~6 岁的儿童，包括广播体操、健美操等，可以增大肌群、肩胛带、背及腹肌的运动，协调手足动作。在集体儿童机构中，应每日按时进行广播体操，四季不间断。

（二）游戏、田径与球类

1. 游戏　是儿童生活中不可缺少的重要部分，也是儿童与他人交流的重要方式。游戏可促进儿童智力、心理发育，协调动作的发展，初步建立社交模式。

（1）游戏的作用　可以促进感觉运动功能的发展，提高智力的发育，增强儿童社会化和自我认同，有利于儿童创造力的开发，具有治疗性价值。

（2）不同年龄阶段游戏的特点

1）婴儿期　大多数婴儿以玩手脚、翻身、爬行和学步等单独性游戏为乐，喉部发出声音能使其兴奋，喜欢眼、口、手探索陌生事物，对颜色鲜艳、能发声响的玩具感兴趣。

2）幼儿期　喜欢与其他小朋友一起玩耍，但没有联合性或合作性动作，偶有语言沟通或玩具的交换，更多时候是独自玩耍，如翻书、搭积木、奔跑等。

3）学龄前期　多为联合性或合作性游戏，喜欢共同参加一个游戏，彼此能交换意见并相互影响，但大多数游戏没有组织，缺乏领导和目标，而是按自己的意愿表现。

4）学龄期　多为竞赛类游戏。游戏中有制定规则，有角色分工和共同目标，游戏的竞争性和合作性高，此期的儿童喜欢和同伴玩耍。

5）青春期　此期女孩喜欢社交性活动，如与同伴一起看电影、参加聚会、聊天等。男孩喜欢竞争类运动，对机械和电器装备感兴趣。青少年对父母的依赖明显减少，喜欢从同伴中获得自我认同感。

2. 田径训练　是高水平训练的基础训练阶段，掌握正确的基本技术和促进身体健康发展是训练的根本任务。

（1）田径训练的作用　通过合理科学的训练，使训练达到促进身体素质快速提高的目的，达到儿童少年训练"事半功倍"的效果。

（2）田径训练要点　田径训练应结合趣味性、安全性、挑战性及广泛参与性。田径训练根据儿童的年龄特点，引导儿童遵守规则，在训练过程中积极鼓励儿童根据自己的想象组装器械，充分激活其主观能动性，参与到器材搬运、器材组装、游戏设计、组织协调、竞赛评判、运动参与等等环节之中，从而促进儿童的综合素质提升和全面发展。

3. 球类

（1）球类运动的作用　提高儿童的健康水平，锻炼手眼协调能力和对身体的控制、平衡能力，培养心理素质，提升团队合作精神，促进社交发展。

（2）不同年龄段的球类运动特点　①婴幼儿期：球类运动以趣味性游戏方式进行感知认识为主。例如通过视觉、触觉感受和分辨不同大小、不同形态、不同质地的球类。②学龄前期：掌握球类的基本规则，进行简单的运球、抛送球、拍球、踢球等动作技能。③学龄期及青少年：球类运动以技巧性的系统训练、掌握运动技能、进行竞技比赛的方式为主。常见的球类运动包括篮球、足球、羽毛球、乒乓球等。

📡 知识链接

怎么让儿童坚持体格锻炼

要让儿童坚持体格锻炼，需要根据儿童的发展水平选择其感兴趣的运动，创造积极的锻炼环境，结合日常生活进行锻炼，变换不同形式进行运动，培养儿童的兴趣，制定合理的锻炼计划，在坚持锻炼的过程中要给予其足够的鼓励和支持，当儿童完成锻炼计划时，可以适当给予奖励，以增强他们对体育锻炼的积极性和动力。

内容回顾　答案解析

✍ 练习题

一、选择题

1. 幼儿每日户外活动不少于（　）小时

 A. 0.5   B. 1   C. 1.5

 D. 2   E. 2.5

2. 以下哪项不是户外活动的益处（　）

 A. 提高儿童适应季节变化的能力

 B. 防控近视

 C. 促进身心健康

 D. 预防佝偻病

 E. 促进精细动作的发展

3. 关于抚触，以下哪项不正确（　）

 A. 抚触时要注意开窗通风

 B. 避免抚触囟门

 C. 一般按照从上到下，从前到后的顺序

 D. 动作要轻柔

 E. 宝宝哭闹时应暂停抚触

4. 以下哪项不是皮肤锻炼（　）

 A. 被动操   B. 游泳   C. 空气浴

 D. 日光浴   E. 抚触

5. 关于不同年龄段儿童的体格锻炼，以下哪项不正确（　）

 A. 被动操适合 1 岁以上幼儿

 B. 田径训练能增强幼儿体质

 C. 不同年龄阶段的游戏各不相同

 D. 健康婴儿出生后可进行抚触

 E. "三浴" 是指日光浴、空气浴和水浴

二、思考题

1. 儿童体格锻炼的方式有哪些？

2. 请简述婴儿抚触的定义和意义。

（苏小燕）

第六节　儿童心理保健

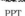

PPT

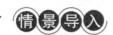 情景导入

情景： 小毅，男，6 岁，平日内向胆小，进食习惯不好，但体格发育正常。其母亲想要了解，家庭

中如何做好儿童心理保健等相关内容。

思考：

1. 儿童习惯培养及社会适应性养成分别包括哪些方面？

2. 为加强小毅的社会适应能力，逐步养成良好进食习惯，应注重哪些日常保健内容？

儿童时期是良好习惯与社会适应性养成的重要时期，注重儿童时期心理保健，是为其将来成功走向社会垒下的第一块基石。

一、习惯的培养

（一）睡眠习惯

儿童睡眠相对较长，其睡眠时间随着年龄和身体增长而慢慢变少，培养儿童良好睡眠习惯应注意以下几点。

1. 睡觉姿势　月龄较小婴儿趴睡会因压住口鼻而发生窒息等意外。

2. 体格锻炼　每天应给儿童安排适当的活动，最好安排在晚上7点以前的一个固定时间进行锻炼，会有效促进睡眠。但儿童在睡觉前不宜做剧烈的运动。

3. 避免盲目喂食　睡前进食过多或半夜进食等，会加重儿童胃肠负担从而影响睡眠，应注意避免。

4. 建立正确应答　年龄较小幼儿入睡后，2～3个小时会出现轻度哭闹或烦躁不安，可轻轻抚摸幼儿或拍拍其身体，让其再次进入梦乡。

5. 创造安静、舒适的睡眠环境　被褥不要盖得太多，透气性要好；室内温度要适宜，并保证空气流通。

6. 调整生物钟　要适当控制儿童白天的睡眠时长。

（二）进食习惯

进食过程中的良好习惯包括规律的进食（定时定量进食）、不挑食、不偏食、不乱吃零食，进食时能做到充分咀嚼，专心进食，注意饮食卫生等。培养儿童良好进食习惯，应注意以下几点。

1. 提供与年龄相适应的食物，不宜过多或过少。

2. 对于偏食的儿童逐步添加新食物，份量由少到多。

3. 限制进食时间：进餐时间少于30分钟，及时收走超时未吃完食物，等到下一餐时再提供新食物。

4. 鼓励独立进食。

5. 避免分散进食的注意力，如看电视、玩玩具等。

6. 喂养时促进食欲，可以用趣味名称称呼食品或做成各种形状。

7. 父母保持中立态度，不威逼，不用不健康食物做奖赏。

8. 父母要树立良好的进食榜样，比如做到三餐定时定量、不挑食等。

（三）排便习惯

随着儿童年龄的增长，排泄控制的肌肉逐渐发育成熟，通常可以通过排便器、排便信号、动作指导、养成习惯等方式训练排便，养成良好排便习惯。

1. 排便器　为儿童提供喜欢的排便器，可以从心理层面让儿童不排斥上厕所。

2. 排便信号　可以让儿童学会自己发出排便信号，可以口头发出，刚开始可以将儿童排便器放在熟悉房间内，可一定程度上减少幼童对排便的紧张情绪。

3. 动作指导　可以适当的让儿童练习蹲起动作；给儿童穿简单、方便上厕所的衣物，随着儿童年龄的增长，可以练习多一些比较复杂的衣物，要保证儿童在排便时不将衣裤淋湿。

4. 养成习惯　每天让儿童定时自己排便，如在睡前排便，能够更加熟练地掌握坐便器，一般通过引导儿童能够慢慢地掌握大小便的意识和技能。

（四）卫生习惯

为使儿童健康成长，自身良好卫生习惯的养成扮演重要角色，平日生活中应注意以下卫生要求。

1. 要给儿童单独准备一套洗漱用具，包括小脸盆、小毛巾、小牙刷等。

2. 从小使儿童对洗脸、洗澡有好感，要求大人的动作要轻柔，说话的语气要亲切，要教会儿童配合，而不要生拉硬扯或强求。

3. 尽早培养儿童的生活自理能力。不要因为儿童动作不灵活、弄湿衣服或打翻水盆，就不准儿童独立完成。

4. 教儿童学会自己洗手、洗脸和洗脚。至于是否洗得干净、手脚是否擦干，由家长最后把关。

5. 儿童在3、4岁时开始学习自己刷牙，早晚各一次。刷牙应顺着牙缝上下刷：刷上牙，从上往下刷；刷下牙，从下往上刷。训练儿童养成饭后漱口的习惯。

二、社会适应性的培养

（一）独立能力

培养儿童的独立性，可以从以下几方面入手。

1. 培养儿童的自理能力，比如小的时候根据儿童的能力，让其自己穿脱衣服，吃完东西自己洗手、擦嘴、拿水杯喝水等。

2. 培养儿童的劳动能力，比如收拾自己的床铺、房间、玩具等，让儿童有参与感。在儿童学习一项新技能的时候，家长要及时给予夸奖，夸奖他敢于尝试和努力。

3. 尊重好奇心、激发探索欲，家长要尊重儿童的好奇心，不要因为儿童提的问题幼稚而嘲笑儿童。

4. 提供适当自主权，让儿童做决定。根据儿童的能力情况，家长要逐渐尝试让儿童做一些决定，这样儿童会感觉到他的想法是被重视的。

（二）控制情绪

情绪教养方式会通过影响儿童的情绪认知和调节策略，最终影响儿童情绪体验，所以，如何做好儿童情绪教养具有一定的重要意义。可通过运用积极情绪理念、认识情绪等做好儿童情绪教养。

1. 运用积极情绪理念　家长需要运用积极情绪理念，这样会让儿童有更积极的情绪体验，出现更少的攻击、社会退缩行为和情绪问题，还能使儿童拥有更高的注意力和自尊水平，展现出更多的亲社会行为。因此，需多鼓励儿童，向儿童展示事物积极的一面，使其以乐观的态度处理事情。

2. 认识情绪　家长要让儿童了解自己的情绪，并区分不同的情绪，特别是消极情绪。要使他们认识到自己产生情绪的原因，帮助他们学习聆听并慢慢学会自己解决问题，更多地使用语言来表达情绪。使儿童理解情绪与行为之间的关系，并做出合适的情绪反应，如在儿童面对消极情绪时，可给予情感温暖，陪伴其分析消极情绪出现的原因和处理方法，从而使儿童学会识别和过渡消极情绪。

3. 理解规则　家长需要帮助儿童理解规则，建议或鼓励他们自己处理情绪的冲突，促进其从单一角度识别自我情绪的能力，向从多个角度识别不同情绪的能力进行转变。在儿童适应不同情绪变化后，可观察儿童是否能够自行处理不同的情绪，必要时可再次给予措施。

（三）意志

1. 制定目标法　家长在培养儿童意志力过程中，应为儿童确定一个努力目标。儿童心中有了目标，就会为实现目标而努力，表现出坚毅、顽强和勇气。但需注意，目标确定要恰当，合理的目标一经确定，就应要求儿童坚决达到。

2. 障碍设置法 坚强的意志是在困境中磨炼出来的，家长应有意识地为儿童设置障碍，为磨炼他们的意志提供一些机会，如让儿童参加一些对他们来说兴趣不大或令他感到厌烦的活动等。

3. 独立活动法 即尽量让儿童独立完成一些活动。如让儿童自己洗手帕，自己完成大人布置的简单劳动等。当儿童克服困难自己完成活动时，其会感到一种成功的喜悦。与此同时，其战胜困难的勇气和信心会随之增强。

4. 激励表扬法 对于儿童在独立活动中表现出的意志努力和取得的成绩，家长要适时、适度地给予赞赏和肯定。父母慈祥的微笑、疼爱的抚摸、殷切的目光、亲切的话语，会给儿童莫大的鼓舞，激励其努力克服困难，取得成功。当儿童经过努力没有完成任务时，家长要帮助儿童查找原因，协助其继续完成。

（四）社交能力

提升儿童社交能力的方法如下。

1. 给儿童创造一个民主、平等的家庭环境 民主、平等地对待儿童，尽可能做儿童的朋友，培养儿童爱说话、敢说话的性格。家庭大小事尽可能让儿童参与讨论，尤其是涉及儿童的问题，应多听听儿童的意见。这样有利于儿童树立自信心，大胆地与他人交往，体会与他人和谐交往带来的种种乐趣。

2. 做好儿童的第一任朋友 父母在儿童逐渐建立真正的友谊的过程中起着最为重要的作用，因为，友谊意味着关心他人及对社会信息的理解和反应，而父母是最早与儿童打交道的人。对儿童的需求反应敏捷、处理耐心，常与儿童"交谈"，均会对儿童以后交友有帮助。

3. 教会儿童具体的社交方法 社交能力是在儿童与他人，尤其是与同伴交往的过程中获得的一种能力，所以想要让儿童获得社交能力，家长要教给儿童具体的社交方法，尤其要让儿童学会以他人能接受的方法获得想要的东西。比如，当儿童想要加入其他人的游戏时，可以教导儿童友好地向别人发问："我可以参加你们的游戏吗？""我想和你们一起玩，可不可以？"当儿童与别人争抢玩具时，父母要耐心引导，陪儿童一同想出更好的办法，学会说服别人与自己分享玩具。

4. 教儿童使用文明语言 教儿童用文明语言与他人交流，如"谢谢""不客气""对不起""行吗""你先玩，我后玩"等语言，使儿童在与人交往中待人热情主动，逐步学会与人交往，学会交朋友。

5. 创设情境，提升儿童社交能力 家长要为儿童创造多种社交机会和条件。家长首先要鼓励儿童多交朋友，可邀请一些小朋友到家里玩。当交往的机会到来时，家长要学会藏在儿童的身后，为儿童适当提供机会。比如，家里来了客人，可让儿童参与接待。有机会也可适当地带儿童参加一些聚会，让儿童与不同的亲戚朋友交流、玩耍。购物时，让儿童试着购买自己喜欢的东西。让儿童在具体的生活环境中学会与他人正确地相处。

6. 及时赞美，巩固社交能力 面对儿童正确、积极的人际交往行为时，我们要及时给予赞美。如果能够加上肢体语言，效果会更加明显，只有这样，才会让儿童不断加以巩固和延续好的行为。

（五）创造能力

1. 鼓励儿童提出问题 让儿童学会质疑，这样可以激发他们的好奇心，使他们更有可能产生创造性的想法。当儿童提出问题时，可以帮助他们寻找答案，并鼓励他们自己想出解决方法。

2. 提供丰富多样的素材和体验 将儿童带到各种不同的场所，参加各种活动，让他们体验不同的文化和生活方式。让他们感受到多样性，拓宽他们的思维。

3. 鼓励儿童进行自由创作 让儿童画画、写故事或做其他创作活动，给他们足够的时间和空间，不要过于干涉或限制他们的创意。这样可以帮助他们锻炼自己的创造能力。

4. 鼓励儿童与他人合作　合作可以激发儿童的创造力，促进他们的思维和交际能力。儿童可以与其他儿童或成人一起玩游戏、解决问题或完成项目。

5. 培养儿童的批判性思维　帮助儿童分析问题，独立思考，评估事物的价值和意义，这将有助于他们成为更具创造性和独立思考能力的人。

三、家庭和社会对儿童心理健康的作用

家庭是儿童的第一所学校，父母是儿童的第一任老师。家庭和亲子关系对儿童早期的心理社会发展起着重要的作用，常见的家庭因素有家庭结构、父母文化素质、家庭关系、父母对儿童的期望、教育方式和父母的责任。

家庭关系对儿童的心理发育会产生不同程度的影响，家庭关系不和睦，甚至破裂，会使儿童持续处于警觉状态，产生紧张心理，导致注意力涣散、烦躁多动和冲动行为。父母的文化素质是决定其教养态度、教养方式的关键因素，文化素质高的父母可以为儿童提供更全面和准确的尝试教育，采取合理的行为矫正或治疗。

社会环境问题对儿童心理行为发育的影响也越来越明显。例如，道德和价值观念的改变，家庭和社会结构的变化，学习压力的增加和竞争的加剧，网络、虚拟社会和暴力的出现，宣传媒体的信息灌输，以及人们不良行为方式的影响（如吸烟、饮酒）等，对儿童的心理行为发育产生越来越大的影响。处境困难的儿童，如离异家庭的子女、孤残儿、流浪儿、极端贫困家庭的儿童等，他们的心理行为发育问题就更为突出，应格外关注其心理变化情况。

内容回顾　　答案解析

✏ 练习题

1. 以下哪项不属于儿童心理发展的正常表现（　　）

 A. 好奇心强   B. 善于模仿

 C. 情绪波动大   D. 沟通能力差

2. 以下哪项是儿童心理健康的重要标志（　　）

 A. 学习成绩优秀   B. 没有朋友

 C. 能独立解决问题   D. 总是服从父母

3. 以下哪项不是影响儿童心理健康的因素（　　）

 A. 家庭环境   B. 学校环境

 C. 社会环境   D. 电视观看时间

4. 以下哪项是儿童心理保健的有效方法（　　）

 A. 限制儿童的游戏时间，让他们多学习

 B. 鼓励儿童参加集体活动，培养他们的社交能力

 C. 让儿童长时间看电视，减少他们与外界的接触

 D. 对儿童的行为进行过度干预，让他们失去自主性

5. 以下哪项是儿童心理保健中应该避免的（　　）

 A. 鼓励儿童尝试新事物，培养他们的探索精神

 B. 对儿童的错误进行惩罚，让他们知道错误的后果

 C. 给儿童提供足够的关爱和支持，帮助他们建立自信心

D. 鼓励儿童与同龄人交往，培养他们的社交技能

二、思考题

1. 如何培养儿童社会适应性中的创造能力？

2. 家庭和社会对儿童心理健康有何作用？

（王昊宇）

PPT

第七节　儿童意外伤害的预防

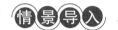

情景：儿童由于好奇、缺乏安全知识和防范意识，且身体尚未发育完善，意外伤害已经成为儿童生命安全的首要问题。儿童预防保健工作人员有义务围绕儿童意外伤害的预防开展健康教育工作。

思考：

1. 儿童意外伤害的预防包括哪些方面？

2. 儿童发生交通事故的常见原因及预防措施有哪些？

一、环境安全

（一）居家环境安全

要尤其重视儿童居家安全。居家生活要张弛有度，保持儿童正常、规律的作息时间和生活习惯，学习锻炼两不误，睡眠充足，膳食合理，重视心理健康，和儿童一起平稳度过这个特殊时期，共同成长。

家里的药物、消毒剂等应妥善管理，不要用饮料瓶存放消毒剂，最安全的做法是把不安全的物品放在儿童触不到的地方，实现"高而远"；做好家庭教育，告知儿童不能随意尝试，或者告诉儿童"爸爸或妈妈给的才能吃"。

儿童在家还可能发生坠落伤，包括坠床、从凳子桌子上掉下来，甚至坠楼，需家长看护好儿童，窗户下面、阳台等处不要堆放可以攀爬的物品。

烧烫伤也是儿童居家常见伤害，不要让儿童单独进浴室、厨房，让他们远离热源；从微波炉里取食物时，确保儿童不在周围；餐桌上尽量不放没被固定的桌布；给婴幼儿洗澡时，先放冷水后放热水。家长一定要有效看护，尤其对儿童要做到伸手可及、不间断、不分心。不要把儿童交给未成年人看护。

（二）公共场所安全

在公共场所，儿童难免会遇到各种危险，如交通事故、火灾、淹溺等，因此，应该让儿童自身认识到这些危险的存在，了解如何避免危险，以及万一发生了危险应该如何自救和求助。教育儿童在公共场所的安全行为，需要从多个角度来考虑。

第一，教育儿童要保持警觉。在公共场所，儿童应该时刻保持警觉，不要随意接受陌生人的招呼，不要随意接受陌生人送的礼物，更不要随意跟陌生人走。可以通过游戏等方式，让儿童模拟遇到陌生人的情境，让他们学会拒绝陌生人的请求，及时向家长或者其他安全人员求助。

第二，教育儿童养成良好的安全习惯。在公共场所，儿童应该养成良好的安全习惯，如不在路边玩耍、不乱扔垃圾、不攀爬栏杆等，这些习惯可以有效地避免一些安全事故的发生。家长可以通过引导儿

童，及时纠正不良的安全习惯，慢慢地让儿童养成良好的安全习惯。

第三，教育儿童要学会寻求帮助。在公共场所，儿童遇到危险或者遇到不懂的问题时，应该及时寻求帮助。家长可以教导儿童如何寻求帮助，如何向陌生人求助，或者向安全人员求助等。

最后，教育孩子要遵守公共场所的规则。在公共场所，有一些规则是为了保证公共安全而制定的，如不在草坪上踢球、不在地铁站内奔跑等。家长可以通过引导儿童遵守公共场所的规则，让他们知道这些规则的存在的意义和价值。

二、预防交通事故

随着机动车辆拥有量的迅猛增加，目前车祸已成为许多发达国家 5~14 岁儿童的首位死亡原因，在 5~9 岁儿童中，最易发生步行交通伤害。交通事故伤害不仅耗费巨额的医疗费用，对家庭的打击和给受伤儿童造成的心理伤害更难以估量。

（一）常见原因

交通事故原因分析结果表明，每起事故均涉及道路使用者（人）、交通工具和道路环境 3 个因素。其中道路使用者（人）是最活跃的因素，其次是车辆因素和道路因素。此外，机动车辆增多与道路建设速度比例严重失调、交通管理水平滞后、人们交通安全意识薄弱、父母或者监护人对儿童照顾不周等因素，均是造成儿童交通事故多发的重要原因。

（二）预防措施

1. 机动车驾驶员　对驾驶员除了严格的技术培训及考核外，应增加事故倾向性或驾驶适应性测试，并在健康评价中引入水平视野和血压作为监护指标。使用安全带、严禁酒后驾车和无证驾驶、限速等，均是减少伤害的有效措施。

2. 交通工具　加强机动车辆的检修、检查和管理，儿童骑自行车时也要定期检查车况。要求 12 周岁以下儿童不要乘坐副驾驶位置，4 周岁以下儿童乘坐小型、微型非营运载客汽车时使用符合国家标准的儿童安全座椅。

3. 道路交通环境　道路环境治理方面，注意调节好"人—车—路"系统间的平衡，强调科学的道路规划和设计，做好人车分流，增加保护性隔离设施。从根本预防和减少交通违法行为，加强车辆和驾驶员源头的管理，强化和提高城市道路管理的科技含量，不断完善城市道路交通安全的基础设施。

4. 对儿童及家长的安全教育　交通安全方面的健康教育可以通过各种形式，如新闻媒介、家长会、演讲和张贴宣传画等，广泛宣传意外伤害的危害性，提高儿童的安全意识和对意外伤害的防范意识。同时，家长和老师要以身作则，让儿童在潜移默化中提高交通安全意识和自我防护能力。

5. 事故发生后的紧急处理　交通事故往往是突发性的，群死群伤，儿童伤情严重。因此应建立健全各级急救医疗体系，提高医务人员的急救业务技能，确保事故发生后患者能及时得到救治，减低死亡率，提高治愈率。

三、预防溺水

溺水是指当淹没、沉浸在液体中时，人体经历呼吸系统损害的过程。溺水后果可以分为死亡、病态和非病态。溺水后引起窒息缺氧，合并心搏停止的称为"溺死"，如心搏没有停止则称为"近乎溺死"，统称为溺水。2022 年联合国儿童基金会报告显示，在 26 个发达国家中，溺水是仅次于交通事故的第 2 位伤害死因。溺水是我国 1~14 岁儿童伤害死亡的首要原因。

（一）常见原因

儿童溺水死亡的发生并非偶然，是诸多因素综合作用的结果。内在原因主要包括年龄与性别、无自我保护和相互救助能力、自身不会游泳等因素。外在原因主要包括无人照看或监管不够、父母有吸烟或饮酒嗜好、周围的环境中存在危险水源、救生设备缺失、急救措施不及时或不正确等。

（二）预防措施

1. 提高家长安全意识　研究表明，对家长开展健康教育是预防儿童溺水的有效干预措施。

2. 水域安全性保障　水域安全性是降低溺水发生率的一项重要举措。游泳池、池塘等水体周围没有屏障、没有明显的警示标识，缺少救生员和监视设备都会导致危险的发生。

3. 加强对儿童的看护　不能让儿童一个人在家周围玩耍，或看护人在儿童睡觉时出门，即使在做家务，儿童也不能脱离看护人的视野。

4. 开设游泳课　经验表明，儿童学习游泳可以有效降低溺水的发生率。要积极创造条件开设游泳课，指导学生熟练掌握游泳的技巧和自救方法。

5. 加强对学生的安全教育　提高学生的游泳安全意识和自护自救能力。嘱其不到无安全设施、无救护人员及不熟悉的水域游泳。不准私自下水游泳，不擅自与同学结伴游泳，不在无家长或老师带领的情况下游泳。

6. 改变家庭周围的危险环境　填平家庭周围的小池塘、阴沟；家中的水缸、水槽、水井要加盖；水桶、浴盆不用时不要放水在里面；家庭的粪坑要加盖防护。

7. 急救方法培训　培训水中救人的方法与救人上岸后的急救措施。包括清除呼吸道的异物，清除呼吸道的积水，人工心肺复苏，在游泳场所及农村卫生所配备急救设备，提高急救能力。

四、避免外伤

（一）常见原因

儿童常见外伤包括跌落伤、灼伤、电击伤等。

（二）预防措施

1. 不单独将儿童及幼儿放在床上或房间；居住环境应设有保护性栏杆；家具边缘以圆角为宜。

2. 妥善管理好热源、电源、火源等。

3. 对易燃、易爆、易损品应妥善存放。

4. 健身器材、大型玩具应定期检查、及时维修，如滑梯、攀登架、跷跷板、秋千等，儿童玩耍时需成人监护，并做好醒目标识。

5. 户外活动场地应平整，无碎石、泥沙，最好有草坪。

6. 雷雨、大风天气，勿在大树下、电线杆旁或高层的房檐下避雨，以防触电或砸伤。

7. 进行对突发事件如发生地震、火灾时的安全逃生方法教育。

五、防止窒息

意外窒息是指呼吸道内部或外部障碍引起血液缺氧的状态。不包括新生儿出生时由于缺血缺氧引起的新生儿出生窒息。儿童意外窒息主要是因蒙被窒息和气管异物引起的。蒙被窒息多见于 1 岁以下婴儿。气管异物是儿童较常见的意外事故，主要发生在 0 ~ 4 岁儿童。外源性异物多见花生米、瓜子、笔帽等。

（一）常见原因

意外窒息主要发生原因是蒙被窒息，绝大多数发生在 1 岁以内婴儿，另外，哭闹或嬉笑时吸食食物或药物、危险小物品保管不严、新生儿"蜡烛包"包裹、未接受医疗保健人员指导等因素，也是导致儿童窒息死亡的主要危险因素。

（二）预防措施

1. 提高父母安全意识，改变不良育儿行为　不要让儿童将异物、玩具含入口中玩耍，床边不要放塑料袋等物品。不给 3 岁以下儿童吃果冻、花生及带壳类坚果。

2. 提供儿童安全食品　3 岁以下婴幼儿会厌部发育未成熟，吸食时更容易堵住气管。果冻能导致儿童窒息死亡。

3. 加强对家长的急救培训，提高现场救护能力　当异物进入喉部时，可发生剧烈咳嗽，异物常被嵌于声门部，顷刻间出现青紫或窒息。急救时首先仔细检查患儿的口腔及咽喉部，如在可视范围内能够发现有异物阻塞气道，可试着将手指伸及该处将阻塞物取出。若此处理失败，则可试用拍背法进行抢救。

拍背法：急救者取坐位，将患儿背朝上平放在急救者两腿上，头低脚高，使其胸部紧贴急救者膝部，急救者用一手指使其开口，另一手以适当力量用掌根拍击患儿两肩胛骨之间脊椎部位。

六、预防中毒

（一）常见原因

引发儿童中毒的根本原因是儿童接触了毒性物质，毒性物质可通过消化道吸收、皮肤接触、呼吸道吸入、注射吸收，以及经创伤口、创伤面吸收。如果怀疑儿童中毒，家长应及时带儿童去医院救治，以免对儿童机体造成严重损伤。

1. 消化道吸收　为最常见的中毒形式，发生率在 9% 以上。毒物进入消化道后可经口腔黏膜、胃、小肠、结肠和直肠吸收，但小肠是主要吸收部位。常见的原因有食物中毒、药物误服、灭鼠药或杀虫剂中毒、有毒动植物中毒、灌肠时药物剂量过量等。

2. 皮肤接触　儿童皮肤较薄，脂溶性毒物易于吸收毒物也可经毛孔到达毛囊，通过皮脂腺、汗腺吸收。常见有穿着有农药污染的衣服、蜂刺、虫咬、动物咬伤等。

3. 呼吸道吸入　多见于气态或挥发性毒物的吸入。由于肺泡表面积大、毛细血管丰富，进入的毒物易迅速吸收，这是气体中毒的特点。常见有一氧化碳中毒、有机磷吸入中毒等。

4. 注射吸收　多为误注药物。如毒物或过量药物直接注入静脉。

5. 经创伤口、创伤面吸收　如大面积创伤而用药不当，可经创面或创口吸收中毒。

儿童身体发育不完善，中毒以后，如果毒素快速蔓延，有可能危及儿童多个脏器，引起多脏器功能衰竭，所以发现以后要及时送医进行解毒治疗，减少毒素对机体的刺激。

（二）预防措施

1. 不吃不新鲜和腐败变质的食品，不吃卫生部门禁止上市的产品。

2. 蔬菜食用前要在清水里浸泡半小时以上，换几次水，要洗干净，以防农药对身体危害。

3. 教育儿童不要到无证摊贩处买食品，不买无商标、无生产日期、无生产单位、无保质期限的商品，以及商标不符合规范的罐头食品和其他包装食品。

4. 生熟食品要分开，工具要生熟分开，做到专用餐具要及时消毒，有消毒条件的要经常消毒。

5. 不吃有毒食品，如河豚等。

6. 家中不宜放农药等毒品，至少要保证有毒物品远离厨房和食品柜。

7. 服药要遵医嘱，按照说明书服药，服药前要仔细阅读，还要注意药物禁忌。

8. 餐具要卫生，每个人要有自己的专用餐具，养成良好的卫生习惯。

知识链接 --

儿童伤害监测与报告系统

儿童伤害监测与报告系统是一个重要的科学前沿词汇，它指的是建立和完善一套系统，用于监测和报告儿童意外伤害的发生情况。这个系统可以及时掌握儿童意外伤害的发生率、死亡率、致残率等数据，为预防和控制工作提供科学依据。

通过儿童伤害监测与报告系统，可以了解到不同地区、不同年龄段儿童的伤害发生情况，分析伤害发生的原因和特点，从而制定针对性的预防措施。此外，该系统还可以评估预防措施的效果，不断优化和改进预防策略，提高儿童的安全性。

儿童伤害监测与报告系统的建立需要多方面的支持和合作，包括政府、医疗机构、教育机构、社区组织等。政府应该制定相关政策和法规，加强儿童伤害的预防和控制工作；医疗机构和教育机构应该积极参与到监测和报告工作中来，及时上报儿童意外伤害的情况；社区组织也应该积极开展儿童安全宣传和教育活动，提高公众的安全意识和知识水平。

儿童伤害监测与报告系统是保障儿童安全的重要手段之一，需要各方共同努力，加强合作，为儿童的健康成长创造一个安全的环境。

练习题

内容回顾　　答案解析

一、选择题

1. 下列哪项不是儿童意外伤害的常见原因（　　）

 A. 跌倒　　　　　　　　　　　　　　B. 溺水

 C. 烧伤　　　　　　　　　　　　　　D. 交通事故

2. 下列哪项不是儿童意外伤害的预防措施（　　）

 A. 安装防护栏　　　　　　　　　　　B. 加强交通安全教育

 C. 定期检查电器设备　　　　　　　　D. 保持家庭环境整洁

3. 下列哪项不是儿童意外伤害的急救方法（　　）

 A. 拍打背部　　　　　　　　　　　　B. 挤压伤口

 C. 冷敷伤口　　　　　　　　　　　　D. 热敷伤口

4. 儿童在游泳时，哪项不是应该采取的安全措施（　　）

 A. 不要单独游泳　　　　　　　　　　B. 不要在没有成人陪同的情况下游泳

 C. 不要在深水区游泳　　　　　　　　D. 可以在水中嬉戏打闹

5. 儿童在户外玩耍时，哪项不属于应该注意的安全问题（　　）

 A. 可以在没有成人陪同的情况下玩耍　B. 不要攀爬高处

 C. 不要玩火　　　　　　　　　　　　D. 不要乱扔垃圾

二、思考题

1. 儿童为何应注意居家环境安全？

2. 避免儿童外伤可以采取哪些预防措施？

（王昊宇）

书网融合······

| 本章小结 | 微课1 | 微课2 | 微课3 |

| 微课4 | 微课5 | 微课6 | 题库 |

第二章 青少年预防保健

◈ **学习目标**

知识目标

了解青少年预防保健的目标及任务，熟悉常见的健康问题与预防策略，掌握青少年时期的生理和心理发展及行为特征，青少年期的保健重点。

能力目标

能指导家长及早发现青少年健康问题，及早治疗，减少并发症和后遗症的发生率。

素质目标

通过本章的学习，培养预防保健意识，具备为青少年健康服务的奉献精神。

青少年时期是儿童发育到成人的过渡期，这个时期在生理、心理及行为上都会发生巨大的变化，成人心脑血管疾病、糖尿病等疾病的发生与青少年期肥胖及其健康有关。青少年期预防保健的目的是预防疾病的发生，及早发现健康偏离或异常，及早进行干预和治疗，防止疾病进一步发展，预防并发症和后遗症。因此，必须做好预防保健工作，以保障青少年健康成长。

第一节 概 述

PPT

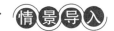

情景： 菲菲，女，13 岁，153cm，55kg，乳房 Tunner Ⅲ 期，有少量阴毛、腋毛，未出现月经初潮，平时喜欢吃薯条、可乐、雪糕等零食，不爱运动，每天放学回家看电视、玩手机的时间大约有 4 小时，喜欢趴着写作业，最近妈妈发现她有时候会眯着眼看电视。

思考：

1. 从身高、体重、生殖器官发育等方面分析该女孩体格发育正常吗？

2. 请分析菲菲可能存在哪些健康问题？要给予哪些健康指导？

一、青少年预防保健的意义

1. 青少年是国家的未来和民族的希望，促进青少年健康也是中国实施"健康中国"战略的重要内容，是中华民族伟大复兴的基本保障。

2. 医学模式由传统的生物医学模式向生物 - 心理 - 社会医学模式转变，因此，儿童青少年健康的基本概念已转变为儿童青少年处于完好的健康状态，保障生理、心理和社会行为能力全面良好发展的状态。

3. 树立"大卫生、大健康"的观念，加强"预防为主、防治结合，减少伤残"的健康理念。在疾病发生前给予干预、预防措施，如健康教育、营养指导、环境保护、心理卫生、预防接种等；在疾病出现症状前及早发现偏离或异常，如定期体格检查、生长监测、疾病早期筛查等；在疾病发生后彻底治疗疾病，防止并发症和后遗症的发生，争取全面康复，包括家庭护理、心理治疗和促进功能恢复等。

二、青少年预防保健的任务

（一）养成健康文明的生活方式

通过合理膳食、科学运动、不吸烟、不饮酒、讲究个人卫生、保证充足睡眠、保持积极向上健康心理状态等，预防青少年期健康问题，促进青少年健康成长。

（二）注意眼卫生保健，有效防控近视

出现看远眯眼、频繁眨眼或揉眼、歪头视物、皱眉头、斜眼视物等近视表现时，及时到眼科医疗机构检查，遵从医嘱进行科学的干预或近视矫治。

（三）保持健康的体重

避免超重、肥胖或低体重、营养不良。通过合理膳食和科学运动保持体重在正常范围内，超重、肥胖和盲目减肥都会损害健康。

（四）预防常见传染病

预防肺结核、流感等常见呼吸道传染病，避免在聚集性群体中传播。当学生出现咳嗽、咳痰2周以上等症状，或者在流感流行季节出现发热、咽痛、肌肉酸痛等表现，须及时就医，并应主动向学校报告。

（五）避免吸烟

吸烟有害青少年健康。积极宣教，有效监管青少年吸烟，远离烟草危害。

（六）安全教育

增强青少年安全防范意识，科普伤害防范的科学知识与技能，有效预防交通意外、暴力伤害、溺水等发生。

（七）性教育

对青少年进行性教育，避免性行为过早发生，预防艾滋病等性传播疾病。

（八）严禁吸毒

禁毒宣教，预防青少年吸毒。向青少年宣传毒品的严重危害，增强预防毒品的意识，不应以任何理由尝试毒品。

（九）关注心理健康

掌握科学的应对问题的方法，保持积极向上健康心理状态，积极参加文体活动和社会实践，有问题及时求助，可减少焦虑、抑郁等心理问题和网络成瘾等行为问题的发生。

三、青少年生理发展特征

青少年时期是儿童向成人发育的过渡时期，最突出的生理发展特征是体格发育加速（出现第二个生长高峰）、生殖系统开始发育并逐渐成熟。

（一）体格发育特点

1. 身高 女童一般在乳房发育后1年或月经初潮出现前1年半达到身高增长速度高峰（peak height velocity，PHV），每年增长6~11cm，平均9cm，整个青春期增长约25cm。当骨龄达到13岁时，已达到

最终身高的 95%。

男童体格生长加速开始与 PHV 年龄比女童晚 2 年，每年增长 7～12cm，平均 10cm，整个青春期增长约 28cm。当骨龄达到 15 岁时，已达到最终身高的 95%。

2. 体重　青少年体重增长是由于骨骼、肌肉、脂肪组织和内脏器官等迅速发育，每年可增长 4～5kg，持续 2～3 年，与身高增长基本平行。

3. 体型　少年由于生殖系统开始发育，男童和女童在体型上发生了显著变化。女童的耻骨及髂骨下部脂肪堆积，臀围增大，呈"△"；男童肩部宽，下肢较长，肌肉增强，形成"▽"体型。

（二）生殖系统发育特点

性腺功能的出现由下丘脑促性腺激素释放激素（gonadotropin - releasing hormone，GnRH）的脉冲式分泌增加所驱动。

1. 女性生殖系统发育

（1）**性激素变化**　对于女性，促卵泡激素（FSH）刺激卵泡生长，并配合黄体生成素（LH）刺激卵巢生成雌二醇。青春期早期，雌二醇刺激乳房发育和骨骼生长，导致青春期生长加速；在青春期晚期，垂体分泌 FSH 和 LH 与卵泡分泌雌二醇相互作用，引起排卵和月经周期。雌二醇还可诱发骨成熟，最终出现生长板融合，身高生长停止。

（2）**性征发育**　在性激素作用下，女性第一性征发育极快，包括卵巢增大、子宫增大、输卵管变粗、阴道长度和宽度增加等；第二性征出现，标志着青春期开始，女性发育顺序多数为乳房发育、阴毛生长、月经初潮和腋毛生长。

知识链接

月经是怎么形成的

月经是由于卵巢周期性变化，导致子宫内膜发生增殖期的改变，然后周期性地脱落而形成。具体来说，卵巢每个月都有一批卵泡发育，但通常只有 1 个能发育成熟并排卵，排卵后如果没有受孕，随即形成月经。这个过程中，雌激素促进青春期女性第二性征的出现和维持，并对心血管、骨骼和神经系统有保护作用。孕激素则能协助雌激素完成生育功能，并防止子宫内膜过度增殖，避免子宫内膜癌的发生。

（3）**分期**　青春发育分期（Tanner 分期）按照乳房和阴毛生长分为 I～V 期，I 期代表青春期前，V 期代表已完全发育。

1）乳房发育 Tanner 分期如下。

第 I 期：青春期前，没有可触及的乳房组织。

第 II 期：乳房芽孢状隆起，乳晕直径增大。

第 III 期：乳房增大，但乳晕轮廓未与乳房分离。

第 IV 期：乳晕和乳头突出于乳房上方，形成二次隆起。

第 V 期：乳晕凹陷，与乳房轮廓相符；乳头突出在乳晕和乳房的轮廓之外。

2）阴毛生长 Tanner 分期如下。

第 I 期：青春期前，没有阴毛。

第 II 期：沿外阴侧面有稀疏的直发。

第 III 期：毛发颜色增深、增粗、卷曲，延伸至耻骨联合。

第 IV 期：毛发接近成年人的类型，但没有延伸到大腿内侧。

第 V 期：成年人的数量和类型，呈倒三角形分布，延伸到大腿内侧。

2. 男性生殖系统发育

（1）性激素变化　对于男性，FSH 刺激睾丸支持细胞以帮助曲细精管生长，并因此增加睾丸体积。LH 刺激睾丸间质细胞产生睾酮，局部高浓度的睾酮进一步刺激曲细精管生长。睾酮还可诱发阴茎生长、声音低沉、毛发生长和肌肉增加。部分睾酮可转化为雌二醇，对生长和骨骼成熟的作用与在女性中一样，并且也可像对女性一样引起男性部分乳房发育。

（2）性征发育　睾丸增大是男性青春期启动的第一征象，第二性征发育主要为阴毛、腋毛、胡须、喉结、变声，首次遗精发生在青春期发动后 3~4 年。

（3）分期　青春发育分期（Tanner 分期）按照阴毛生长和外生殖器分为 Ⅰ~Ⅴ 期，Ⅰ 期代表青春期前，Ⅴ 期代表已完全发育。

1）男性阴毛生长 Tanner 分期如下。

第 Ⅰ 期：青春期前，没有阴毛。

第 Ⅱ 期：沿着阴茎基部出现稀疏、直的阴毛。

第 Ⅲ 期：毛发颜色增深、增粗、卷曲，延伸至耻骨联合。

第 Ⅳ 期：毛发接近成年人类型，但没有延伸到大腿内侧。

第 Ⅴ 期：成年人的数量和类型，延伸到大腿内侧。

2）男性外生殖器 Tanner 分期如下。

第 Ⅰ 期：青春期前。

第 Ⅱ 期：睾丸和阴囊肿大；阴囊皮肤变红，质地改变。

第 Ⅲ 期：阴茎增大（开始时长度增大）；睾丸进一步生长。

第 Ⅳ 期：阴茎尺寸增大，宽度增大，龟头发育；睾丸和阴囊较大，阴囊皮肤较黑。

第 Ⅴ 期：成人生殖器。

四、青少年心理发展特征

（一）认知发展

1. 青少年注意力的集中性和稳定性不断增强，有意注意力达到 40 分钟。自我控制能力增强，观察水平也进一步提高。

2. 有意记忆、逻辑记忆发展，能自主、有目的地对具体符号或抽象符号进行理解记忆。

3. 思维变化是青少年认知发展的核心。皮亚杰认为，11~15 岁的青少年思维能力进入形式运算阶段（formal operational stage），表现出抽象逻辑性的形式推理，能够系统性解决问题，有假设性演绎推理的能力，具有创造性和批判性思维，具有较强的求知欲和探索精神。

（二）情绪与情感发展

1. 青少年由于独立意识增强，但社会及生活经验不足，出现独立性和依赖性之间的矛盾，不愿意听从父母意见，对父母、学校及社会的要求和规范产生拒绝态度，出现"逆反心理"，甚至产生攻击、破坏行为。

2. 情绪的自我调节能力提高，情绪逐渐趋于稳定，内心的体验感和情绪的隐蔽性增加，充满理想，当愿望不能实现时容易出现不愉快、不安、抑郁情绪。

3. 爱情是青少年期最为特别的情感体验。由于性成熟和亲密感需求，以及性别角色的发展，表现出对异性的兴趣和渴求，产生初恋的情感。青少年对友谊和爱慕的情感从朦胧、模糊到清晰，逐渐稳定。

（三）意志发展

青少年初期意志发展还不成熟，意志行为较轻率，随着学习对意志调节能力的锻炼，青少年对于动机、行动目的和后果的认知更加自觉，在行动前会进行思考，约束自己的行为和自觉遵守纪律。

（四）社会性发展

1. 自我意识 青少年的自我认识和自我评价发展到了一个新的阶段，外在方面，更关注自己的容貌、体态、言行和举止，内在方面，会越来越注重个性特点、观念、道德、信仰等，会树立榜样和标准，进行自我调整和自我完善。

青少年的自尊受社会认可、自身能力、品质、生活目标和情感体验等因素影响。青少年容易出现自卑感，常伴有较强的防卫心理，出现自暴自弃的行为。因此，家长和教师应根据青少年的性格特征，因材施教，增强青少年的自信心，帮助青少年实现自我价值。

2. 道德发展 青少年是人生观、价值观开始形成的阶段。道德认知从初期的具体化向抽象化发展，随着道德实践增多，认知能力提高，大多数青少年逐渐形成自觉遵守纪律、乐于助人等良好的道德行为。道德认知和道德情感支配和调节道德行为，道德行为对道德认知和道德情感又起到积极促进作用。加强青少年道德行为的培养，有助于道德认知、情感和行为稳定的发展和成熟。

✎ 练习题

内容回顾　　　答案解析

一、选择题

1. 以下关于青少年的体格发育，哪项不正确（　　）

    A. 女童的耻骨及髂骨下部脂肪堆积，臀围增大，呈"△"

    B. 男童肩部宽，下肢较短，肌肉增强，形成"▽"体型

    C. 青少年出现身高增长速度高峰

    D. 男童 PHV 年龄比女童晚 2 年

    E. 体重增长与身高增长基本平行

2. Tanner 分期一共有（　　）期

    A. 1　　　　　　　　　B. 2　　　　　　　　　C. 3

    D. 4　　　　　　　　　E. 5

3. 女性乳晕和乳头突出于乳房上方，形成二次隆起。属于 Tanner 分期的第（　　）期

    A. Ⅰ　　　　　　　　　B. Ⅱ　　　　　　　　　C. Ⅲ

    D. Ⅳ　　　　　　　　　E. Ⅴ

4. 男性沿着阴茎基部出现稀疏、直的阴毛。属于 Tanner 分期的第（　　）期

    A. Ⅰ　　　　　　　　　B. Ⅱ　　　　　　　　　C. Ⅲ

    D. Ⅳ　　　　　　　　　E. Ⅴ

5. 皮亚杰认为，11 ~ 15 岁的青少年思维能力进入（　　）阶段

    A. 感觉运动阶段　　　　　B. 前运算阶段　　　　　C. 具体运算阶段

    D. 形式运算阶段　　　　　E. 直觉思维阶段

二、思考题

1. 请简述女性乳房发育 Tanner 分期及各期特点。

2. 请简述男性性征发育及顺序。

（苏小燕）

PPT

第二节　青少年保健重点

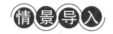

情景： 晓红，女，11 岁，157cm，42kg，乳房 Tunner Ⅳ 期，有少量阴毛、腋毛，2 天前出现月经初潮，量较多，口唇稍苍白，诉下腹部胀痛不舒服，最近总是心情低落。今日到社区门诊就诊。

思考：

1. 晓红可能存在哪些健康问题？

2. 晓红的保健重点是什么？

一、青少年常见的健康问题

青少年常见的健康问题同时受到生理、心理和社会因素影响，这个阶段青少年的生理发育已较成熟，但心理发展和社会适应能力相对滞后，容易出现各种健康问题。因此，青少年的预防保健服务应提供常见健康问题的筛查、评估、免疫接种与预防保健指导，以帮助青少年更好地了解他们的身体发育、心理和社会适应性发展，降低青少年健康问题的风险。青少年常见的健康问题包括以下几类。

（一）伤害

安全是青少年健康成长的基本保障，避免伤害又是保证安全的有效措施。伤害主要分为意外伤害和故意伤害（暴力和自杀）两大类，其中前者是危害青少年健康和导致死亡的主要原因。世界卫生组织（WHO）一项最新的抽样调查表明，意外伤害已成为世界各国儿童及青少年的第一"杀手"，中国儿童死亡原因中 26.1% 为意外伤害，在儿童疾病死亡率中排第一，并以每年 7%～10% 速度上升。青少年较常见的意外伤害主要为交通创伤、溺水、体育运动过程中的创伤、中毒等。

（二）营养问题

1. 肥胖　由于青少年饮食结构不合理，零食和高热量食物摄入过多，饮食不规律，以及运动量的减少、睡眠不足、压力大等原因，使肥胖已成为青少年主要的健康问题，也是青少年 2 型糖尿病患者数量急剧增加的一个原因，同时可能导致成年后出现高脂血症、高血压、冠心病等健康问题，还可能引起月经紊乱、体毛浓密、脸部多发痤疮等内分泌紊乱问题，进而造成代谢综合征。

2. 缺铁性贫血　青少年生长发育快速，对铁的需求量增加，在成长的过程中长时间挑食或者偏食，容易导致铁的摄入量不足，从而引起缺铁性贫血。男性肌肉发育好，血容量扩大，血红蛋白浓度提高；女性盲目减肥、经期流血多等因素，导致青少年容易出现缺铁性贫血。

3. 神经性厌食　是青少年女性较常见的一种进食行为障碍。因过度关心自身形象，而使用极端的手段控制体型和体重，如过度限制食物摄入或过度运动使体重显著低于正常水平，长期可导致神经性厌食。

（三）近视

我国青少年的近视呈现发病年龄早、进展快、程度深的趋势。据统计，我国初中生近视发病率已达60%、高中生约80%，而大学生已高达90%。随着当下青少年的生活方式的改变，户外活动减少、电子产品依赖、课业负担繁重，近视的发生率正在不断攀升。随着近视程度的不断加深，眼轴会被过度拉长，导致各种眼病高发，如视网膜脱落、白内障、青光眼、黄斑变性等疾病的风险比普通人高很多，从而导致视力严重下降，甚至失明。

（四）龋齿

龋齿主要是由于口腔卫生清洁不到位，导致口腔、牙龈部位的细菌大量繁殖，部分细菌产生酸性物质，破坏牙齿表面保护层或者导致牙齿结构发生病变。青少年龋齿如果未及时发现和治疗，将发展迅速，可导致牙齿脱落并可引起牙髓炎，同时伴随疼痛，甚至导致牙根肿胀、不敢进食。青少年如果发生龋齿，长期因为疼痛不能正常咬合，也会影响到牙列位置，甚至导致面颌不对称的情况。

（五）性征发育异常

1. 乳房早发育　女童8岁前出现单侧或双侧乳房增大，不伴其他青春期第二性征出现（身高生长明显加速、阴毛腋毛生长、子宫卵巢发育、月经初潮）为乳房早发育。一般增大的乳房不痛，无进行性增大，仅略突起，未达到青春期乳房大小。实验室检查骨龄与肾上腺素、性激素水平正常。大部分不需要治疗，半年左右可恢复正常，应与真性性早熟（GnRH 依赖性、中枢性）和假性性早熟（GnRH 非依赖性、外周性）鉴别（表2-1）。

表2-1　乳房早发育与真性性早熟鉴别

鉴别要点	乳房早发育	真性性早熟
乳房	发育	发育
外生殖器	未发育	发育
月经	无	有
身高生长	与同龄人相近	明显加速
实验室检查	激素正常，骨龄正常	激素升高，骨龄提前

2. 男童乳房增大　据统计，有70%青春期的男性青少年有不同程度的乳房增大，男童乳房增大可能与青春期性激素改变有关，大部分可在2年内自行消退，无需治疗，如果2年后乳房仍持续增大，需转内分泌科进一步诊疗，应排除肿瘤、klinefelter 综合征。

3. 阴毛早发育　一般10~11岁儿童开始出现阴毛发育，女童<8岁，男童<9岁开始阴毛发育称为阴毛早发育。大多数阴毛早发育不需要干预，少数可能由于性早熟、先天性肾上腺增生、肾上腺与性腺肿瘤，或非典型肾上腺增生。对于没有其他第二性征的单纯性阴毛出现儿童，应评估身高、体重增长速度以及性成熟度分级，监测青春期进展。对于有其他第二性征的儿童，还需进一步评估骨龄、激素等，排除性早熟或雄激素增多症相关的疾病。

（六）心理行为发育异常

1. 物质依赖

（1）抽烟　青少年抽烟可能是受到长辈或同伴的影响，家庭和学校应该给青少年一些正向鼓励，让他们正确认识到吸烟对健康的危害。长期抽烟会导致青少年对尼古丁成瘾，对各个器官功能造成损害，出现慢性支气管炎，引起或加重支气管哮喘，促使心脑血管疾病，影响中枢神经系统导致思维迟钝、记忆力减退等。

（2）大量饮酒　青少年大量饮酒会加重肝脏的代谢负担，导致酒精性肝炎、肝硬化的发生；影响神经系统，使青少年情绪波动大，促使焦虑、抑郁情绪的出现，导致记忆力下降等；酒精对胃黏膜有刺激作用，长期饮酒容易导致胃炎、胃溃疡的发生；长期饮酒是导致冠状动脉粥样硬化、心肌梗死等疾病的重要因素；长期饮酒是导致冠状动脉粥样硬化、心肌梗死等疾病的重要因素。

（3）吸毒　青少年一旦吸毒，将导致严重后果。毒品对消化系统、呼吸系统、心血管系统、免疫系统都会造成严重损害，吸食过量可导致多种并发症的发生，甚至死亡。共用注射器吸食毒品可导致各种传染病的传播，如肝炎、艾滋病等。不仅危害家庭和社会，甚至出现残害亲人的家庭悲剧。

（4）网络/游戏成瘾　网瘾会导致影响青少年的学习和生活，导致学习效率下降，严重者频繁旷课、考试不及格，影响社会交往和人际关系。网瘾患者一旦中断上网，可出现烦躁、激惹、注意力不集中、睡眠障碍、抑郁等，还可能出现冲动、破坏性行为。

2. 情绪障碍

（1）焦虑障碍　青少年焦虑障碍包括过度焦虑和担忧，难以控制担忧，持续时间超过 6 个月。焦虑和担忧的症状包括以下至少 3 种：①坐立不安或感觉紧张；②容易疲劳；③难以集中注意力或头脑空白；④容易兴奋；⑤肌肉紧张；⑥睡眠障碍（难以入睡、易惊醒或睡眠不宁）。

（2）抑郁障碍　抑郁障碍是以持久的、显著的情绪异常（高涨或低落）为基本症状的一种精神疾病，表现为长期抑郁伴言语思维和行为改变，如快感缺失、啼哭、伤心失望、自我贬低、行为退缩、食欲及睡眠改变、想自杀等情绪症状。

以上青少年健康问题的共同特点是，大多数发病率和死亡率与个人行为有关，因此是可以预防的。

二、青少年保健措施

（一）安全教育，避免伤害

对青少年进行安全教育，科普急救知识，可有效降低意外伤害的发生率和死亡率，避免青少年伤害的发生。包括交通安全知识教育、防溺水教育、运动安全防护教育、消防安全教育等。

（二）充足营养，平衡膳食

养成一日三餐健康的饮食习惯，不挑食、偏食，不暴饮暴食，不盲目减肥，三餐比例适宜，营养均衡。根据中国居民平衡膳食指南（2022 年版），14～17 岁青少年食物参考摄入量见表 2-2。

表 2-2　青少年食物参考摄入量

食物种类	参考摄入量
谷类（g/d）	250～300
水果类（g/d）	300～350
蔬菜类（g/d）	450～500
畜禽肉（g/d）	50～75
水产品（g/d）	50～75
蛋类（g/d）	50
奶及奶制品（g/d）	300
大豆（g/w）	105～175
坚果（g/w）	50～70
油（g/d）	25～30

续表

食物种类	参考摄入量
盐（g/d）	<5
水（ml/d）	1200～1400

（三）合理用眼，防控近视

遵循 20 - 20 - 20 原则：近距离用眼每 20 分钟休息远望 20 英尺（6m）外景物 20 秒，让眼内肌肉放松。读写姿势 1 拳 1 尺 1 寸：胸口离桌子 1 拳头距离、眼睛离书本 1 尺远（约 33cm）、握笔离笔尖 1 寸高（约 3cm）。控制屏幕时间，保持屏幕与眼睛的距离控制在 50～70cm 远。

（四）清洁口腔，避免龋齿

注意口腔卫生，早晚使用含氟牙膏刷牙，掌握正确的刷牙方法，餐后漱口；至少每年 1 次牙齿检查并涂氟，6 岁和 12 岁可通过"窝沟封闭"的方法封闭第一恒磨牙和第二恒磨牙的窝沟，这一方法可以有效减少约 90% 的青少年龋齿；养成良好的饮食习惯，睡前不进食，减少甜食和碳酸饮料的摄入。

（五）进行性教育，促进生殖健康

对青少年进行性教育，使其对青春期的生理改变有正确的认识，指导男性外阴部清洁卫生，女性的乳房保健、外阴部清洁卫生及经期卫生。普及性安全知识，避免过早出现性行为及堕胎行为，减少性传播疾病如艾滋病、梅毒的发生。

知识链接

怎么进行性教育

一、制定全面、科学、系统的教育计划。包括生理、心理、社会适应能力等方面的内容，以帮助学生全面了解自己的身体和性健康状况。

二、选择适合青少年的教材或书籍。这些教材或书籍应该涵盖正确的性观念、性行为和避孕方法等内容，同时也要注意避免过于简单或复杂的情况发生。

三、提供专业的咨询和教育服务。学校可以邀请专业医生或心理咨询师为学生提供相关的咨询服务，帮助他们解决在性健康方面遇到的问题。

四、加强与家长的沟通和合作。家长是孩子的第一任老师，通过与家长的沟通合作，可以帮助孩子更好地理解和掌握性健康知识。

五、利用互联网等新媒体开展宣传教育。利用网络平台开设专题讲座、发布科普文章等形式，让学生更容易获取到相关的知识和信息。

六、建立良好的师生关系。教师可以通过与学生建立良好的关系，让他们更愿意接受教师的指导和建议，从而促进性教育的有效实施。

七、注重实践和应用。将所学的知识应用到实际生活中去，例如正确使用避孕套等措施来保护自己免受性传播感染等。

（六）心理教育，保障身心健康

提高青少年的抗挫折能力及面对困难的应对能力，及早识别不良情绪，对焦虑、抑郁等情绪进行有效的心理疏导；帮助青少年正确认知社会的不良现象，避免抽烟、过量饮酒、吸毒、网瘾等不良行为的发生。

三、青少年预防保健服务

青少年预防保健服务包括常见健康问题的筛查和评估、疫苗接种、预防保健指导。

（一）青少年常见健康问题的筛查和评估

通过对青少年常见健康问题进行筛查和评估，可以有效预防暴力和意外事故造成的伤害，避免营养性疾病的发生，减少日后患心血管疾病的风险（例如，戒烟、肥胖管理、高血压和高脂血症的早期治疗），防控近视，促进牙齿健康，减少参与危害健康的行为（例如，酗酒和吸毒、不安全的性行为），及早发现情绪障碍及早干预。

1. 青少年在接受预防保健服务时，应进行以下筛查项目（表2-3）。

表2-3　青少年预防保健筛查项目

年龄（岁）	11	12	13	14	15	16	17	18	19	20	21
病史	+	+	+	+	+	+	+	+	+	+	+
测量											
身高体重	+	+	+	+	+	+	+	+	+	+	+
体重指数	+	+	+	+	+	+	+	+	+	+	+
血压	+	+	+	+	+	+	+	+	+	+	+
感官筛查											
视力	*	+	*	*	+	*	*	*	*	*	*
听力	− − − + − − −					− − − + − − −			− − − + − − −		
发育/行为健康											
发育监测	+	+	+	+	+	+	+	+	+	+	+
社会/行为	+	+	+	+	+	+	+	+	+	+	+
烟草/酒精/毒品/网络	*	*	*	*	*	*	*	*	*	*	*
抑郁症筛查	− −		+	+	+	+	+	+	+	+	+
体格检查	+	+	+	+	+	+	+	+	+	+	+
检测											
免疫接种	+	+	+	+	+	+	+	+	+	+	+
贫血	*	*	*	*	*	*	*	*	*	*	*
结核病	*	*	*	*	*	*	*	*	*	*	*
血脂异常	− − −							− − − + − − −			
性传播疾病	*	*	*	*	*	*	*	*	*	*	*
艾滋病	*	*	*	*	− − − + − − −			*	*	*	*
宫颈不典型增生	− − −										+
口腔健康											
氟化物补充	*	*	*	*	*	*					
预期指导	+	+	+	+	+	+	+	+	+	+	+

备注：+执行；*进行风险评估并采取适当的措施；− − −不需要检查；− − − + − − −提供服务的年龄范围。

2. 青少年健康评估流程，如图 2 - 1 所示。

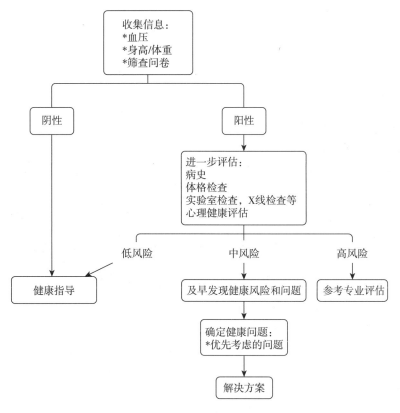

图 2 - 1　青少年健康评估流程

（二）青少年的疫苗接种

常规推荐的青少年免疫接种大多在 11 ~ 12 岁或 16 岁时开展，青少年接种的疫苗主要为以下种类。

1. 破伤风、白喉和无细胞百日咳疫苗　常规推荐在 11 ~ 12 岁时接种单剂破伤风、白喉和无细胞百日咳疫苗（Tetanus，diphtheria，and acellular pertussis vaccine，Tdap）疫苗。Tdap 是灭活疫苗，接种方式为肌内注射。

2. 脑膜炎球菌疫苗　常规推荐在 11 ~ 12 岁以及 16 岁时接种四价脑膜炎球菌结合疫苗（MenAC-WY）。MenACWY 是灭活疫苗，接种方式为肌内注射。

若青少年的脑膜炎球菌病发病风险并未增加，则不推荐常规接种血清 B 群脑膜炎球菌疫苗。但在综合考虑时（例如，考虑脑膜炎球菌病的严重程度、血清 B 群脑膜炎球菌病的流行病学、保护持续时间），16 ~ 23 岁的青少年及年轻成人可接种该疫苗。

3. 人乳头瘤病毒疫苗　推荐免疫功能正常的 11 ~ 12 岁青少年常规接种两剂九价人乳头瘤病毒（human papillomavirus，HPV）疫苗；两剂之间应间隔至少 6 个月。

如果青少年免疫功能受损或者≥15 岁时才开始 HPV 疫苗系列接种，则推荐接种三剂 HPV 疫苗；应在完成第 1 剂后 1 ~ 2 个月接种第 2 剂；在完成第 1 剂后 6 个月接种第 3 剂。

4. 流感疫苗　推荐青少年每年流感流行季之前完成免疫接种，特别是在学校住宿、有聚集活动的学生。我国目前批准上市的流感疫苗有三价灭活流感疫苗（IIV3）、三价减毒活疫苗（LAIV3）、四价灭活流感疫苗（IIV4）。灭活流感疫苗的注射方式为肌内注射，流感减毒活疫苗可以通过鼻喷接种。三价灭活疫苗（IIV3）包含三个灭活毒株，可用于≥6 月龄的人群接种，包括 0.25ml 和 0.5ml 两种剂型：0.25ml 剂型适用于 6 ~ 35 月龄婴幼儿，0.5ml 剂型适用于≥36 月龄的人群；鼻喷三价减毒活疫苗（LAIV3）可用于 3 ~ 17 岁人群，每剂次 0.2ml；四价灭活流感疫苗（IIV4）包含四个灭活毒株，可用于

≥36 月龄的人群接种，包括 0.5ml 一种剂型。对可接种不同类型、不同厂家疫苗产品的人群，可自愿接种任一种流感疫苗，无优先推荐。

5. 新冠疫苗 我国批准用于 3～11 岁人群的新冠疫苗为灭活疫苗，全程需接种 2 剂次，2 剂次之间要间隔满 3 周。如近期接种过其他疫苗，需间隔 >14 天才能接种新冠疫苗，接种新冠疫苗后，也需要间隔 >14 天才能接种其他疫苗。但是，如果因动物咬伤、外伤等原因需要紧急接种狂犬疫苗、破伤风疫苗、特殊免疫球蛋白时，可不考虑上述接种间隔时间。

（三）青少年的预防保健指导

1. 对青少年的预防保健指导 通过预防保健指导，可以帮助青少年更好地了解他们的身体发育、社会心理和性心理发展，并重视积极参与有关自己预防保健的决策。有研究表明，提供预期指导可以改善一些青少年的健康行为。针对性的预防干预措施、筛查后进行动机访谈或简要咨询在内的综合干预措施，均可提高避孕套的使用、促进更安全的性行为、增加自行车头盔和安全带的使用率、改善饮食和体育锻炼、改善睡眠习惯、减少酒精和烟草滥用等。

此外，青少年应接受以下有关健康习惯和降低风险的咨询。

（1）健康的饮食习惯，包括实现健康饮食和安全体重管理的方法。

（2）通过使用自行车和摩托车头盔和汽车安全带来减少伤害。

（3）定期锻炼。

（4）最佳睡眠时间（每天 8～10 小时）和健康的睡眠习惯。

（5）防晒。

（6）负责任的性行为。

（7）避免吸烟、饮酒、其他滥用物质和合成代谢类固醇。

（8）避免可能产生负面后果的网络行为，如"色情短信"和与陌生人分享个人信息和照片。

（9）应对欺凌的策略。

2. 对父母的预防保健指导 包括建议、帮助他们做出适当的决定，并调整其养育方法，以满足其青少年子女不断变化的需求。父母应该在孩子的青春期早期、中期和晚期至少接受一次预防保健指导。父母参与度和态度直接影响青少年行为和健康结果。有研究表明，来自父母的温暖、爱和关怀的感觉，能降低青少年某些健康风险行为，如情绪困扰、自杀、暴力、吸烟、饮酒和吸毒等。父母也应监控青少年在线社交媒体的使用，帮助青少年了解与陌生人分享个人信息的危害。建议父母认真对待青少年子女被欺凌迹象，如果怀疑青少年被欺凌，父母应该与学校协调沟通并采取有效的干预措施。

✎ **练习题**

内容回顾　　答案解析

一、选择题

1. 青少年乳房早发育和真性性早熟的鉴别要点不包括（　　）

　　A. 乳房增大　　　　　　　B. 月经初潮　　　　　　C. 性激素

　　D. 骨龄　　　　　　　　　E. 身高增长速度

2. 青少年每日蔬菜推荐摄入量是（　　）

　　A. 250～300g　　　　　　B. 300～350g　　　　　C. 350～400g

　　D. 400～450g　　　　　　E. 450～500g

3. 关于青少年合理用眼，以下哪项不正确（　　）

    A. 保持屏幕与眼睛的距离控制在 30～50cm 远

    B. 近距离用眼每 20 分钟休息远望 20 英尺（6m）外景物 20 秒

    C. 胸口离桌子 1 拳头距离

    D. 握笔离笔尖 1 寸高

    E. 眼睛离书本 1 迟远（约 33cm）

4. 关于青少年免疫接种，以下哪项不正确（　）

    A. 青少年抵抗力强，不需要常规接种疫苗

    B. 11～12 岁青少年常规接种两剂九价人乳头瘤病毒

    C. 流感疫苗应在当地流行季节前完成接种

    D. 新冠疫苗 2 剂接种一般间隔 3 周以上

    E. 四价脑膜炎球菌结合疫苗的接种方式是肌内注射

5. 青少年预防保健筛查项目不包括（　）

    A. 自闭症筛查　　　　B. 体格检查　　　　C. 心理行为发育

    D. 视力检查　　　　　E. 口腔检查

二、思考题

1. 请问青少年常见的健康问题有哪些？

2. 青少年的保健重点包括哪些？

（苏小燕）

PPT

第三节　青少年主要存在的健康问题及预防

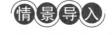

情景：小明是某初中二年级的学生，他早餐一般只有一个面包和一杯牛奶，午餐和晚餐都是快餐店外卖。同时，他也喜欢吃各种含糖饮料，这些导致小明出现了肥胖。而且小明喜欢玩电脑，经常坐着，在虚拟世界内留恋不舍，由于缺乏运动，使得小明开始有了体形较胖、体能不足、注意力难以集中、不与外人交往等问题。

思考：

小明的主要健康问题和原因分别是什么？

一、肥胖

肥胖（obesity）是指在遗传、环境或药物因素交互作用下，因能量摄入超过能量消耗，导致体内脂肪积聚过多，从而危害健康的慢性代谢性疾病。

（一）分类

肥胖按病因可分为原发性肥胖、继发性肥胖和药物性肥胖。

原发性肥胖又称为单纯性肥胖，其发生与遗传、饮食、身体活动、生活方式等有关，青少年肥胖大多属于此类；继发性肥胖是由于其他原发性疾病引起的，青少年肥胖属于此类较少。药物性肥胖指的是患者在用药时出现不良反应而导致的肥胖。

（二）病因

1. 遗传因素 肥胖常与遗传有关。遗传是影响肥胖发生、发展的重要因素，但不是决定因素。据统计，双亲体重正常其子女肥胖发生率为 10%；双亲中一人肥胖，子女肥胖发病率为 50%；双亲均肥胖，子女肥胖发病率高达 70%。

2. 体育锻炼 体力活动减少，表现为体育活动减少和静态生活时间增加。

3. 病理性因素 下丘脑、垂体炎症、肿瘤或创伤；内分泌疾病，如库欣综合征（Cushing syndrome）；单基因突变或染色体异常，如瘦素基因突变、普拉德 - 威利综合征（Parader – Willi syndrome）等都会导致肥胖。

（三）诱发因素

1. 年龄 国内有研究显示，在小于 15 岁的人群中，肥胖概率较高；而 15 ~ 60 岁的人群中，随着年龄的增加，肥胖症的发生率随之增加；而当年龄超过 60 岁以后，肥胖的发生率逐渐下降。

2. 精神因素 不良的精神因素可以导致肥胖。这是由于下丘脑、垂体、生物钟的紊乱导致的压力性肥胖。最常见的是那些经常熬夜的患者以及精神压力过大、过度紧张、焦虑等，引起交感神经、迷走神经过度兴奋，增加食欲，摄入过多食物引起肥胖。

3. 不良生活习惯

（1）膳食摄入热能过高 肥胖者往往食量较大，摄入能量超过生理功能和生长发育的需求，膳食结构不合理，脂肪供能比增高，食用高能量密度的食物，如油炸食品、奶油制品、含糖饮料等。

（2）不良的饮食行为 包括不良食品选择倾向（甜食、甜饮料等），不良的饮食方式（煎、炸烹饪方式等），不良的膳食制度（不吃早餐，但在同等热量情况下，有睡前进食及晚餐多食的习惯）等。

4. 药物 药物性肥胖是患者在治疗过程中产生一些不良反应，如抗精神病药物，长期使用后会对心理系统产生一定影响，影响自身能量平衡，从而导致肥胖。同时，药物治疗的不良反应也会导致患者进食功能的改变，服药引起的嗜睡和食欲变化是患者体重增加的主要原因。

（四）典型症状

1. 疲劳 是肥胖患者的常见症状。肥胖的人比一般的人更加感到疲劳。主要原因是由于全身的脂肪成为体重的一部分，加重了运动器官，如骨关节和肌肉的负担，而关节周围大量的脂肪又限制了关节的活动，特别是胸部的脂肪限制了呼吸运动，进一步加重了呼吸困难。超重和脂肪沉积还使心血管系统负担加重。肥胖者还血脂浓度较高，会进一步降低血液携氧能力，使脑部的含氧量下降，引起脑供氧不足，甚至导致低氧血症，加重脑缺氧。能量消耗过程中，容易产生乳酸，也容易让人感觉疲劳。肥胖的人就如整天背着沉重的行李，同样的活动，更容易导致疲劳。

2. 多汗 肥胖容易导致多汗，主要是代谢异常所致。肥胖人体中的脂肪、糖分解不完全，容易导致代谢紊乱，进一步导致多汗症状，特别是糖尿病患者，由于多尿、多饮易引起脱水，导致出汗更多。

由于肥胖引起心功能不足、高血压等心血管疾病也会造成肥胖者出汗多的状况。身体需要通过排汗来维持体温平衡，而这些疾病会导致心血管系统的障碍，身体的自我调节能力下降，出汗增多。神经系统相关疾病如帕金森病、感觉失调症等都会导致肥胖者出汗多的症状。另外，肿瘤、感染性疾病等都可能导致肥胖者出汗多。

3. 下腰痛和关节痛 肥胖者容易引起下腰痛，主要是因为肥胖者体重增加，造成腰椎负重增加、腰椎生理曲度改变所致。肥胖者腰腹部容易堆积脂肪，腰椎承受压力明显变大，脂肪向外突出，为保持正常姿势，身体重心就会前移，造成腰椎生理曲度发生明显的变化，因此会出现腰部疼痛的症状。不良生活习惯也会引起下腰痛。大多数肥胖者习惯久坐，不经常锻炼，而且因为体重和体型的特点，还伴随坐姿不良的问题，所以会造成肥胖者经常腰疼。

超重的体重不但增加了负重关节的受力，也加剧了关节的磨损，使关节过早老化变性。站立时，关节所承受的压力来自人的体重，而运动的时候，关节所承受的压力就剧增为站立时的 3~5 倍。因此，体重越重的人，关节受损程度就越重，从引起膝、踝等关节疼痛。另外，肥胖者容易引起代谢障碍，如钙、磷代谢异常，造成骨质疏松与纤维环过早退变，加重腰和骨关节疼痛症状。

（五）并发症

1. 糖尿病　肥胖者主要会造成胰岛素抵抗，即同样的胰岛素分泌量不能产生正常的降糖作用，需要分泌更大量的胰岛素，才能控制血糖。另一方面，肥胖也可能造成胰岛的损害，即脂毒性对胰岛的损伤。所以，肥胖者比正常人更容易发生血糖升高，出现糖尿病。

2. 心脑血管疾病　肥胖人群出现心脑血管疾病的概率远远高于普通人群。因为肥胖者有效血容量较高，增加了心脏的负荷。肥胖者的体表面积比正常人增大，体循环和肺循环的血流量均比正常人增加，伴随而来的就是每搏输出量和心搏出量的增加，从而加重了左心室的负荷。体重的增加，亦往往使左心室舒张末容量和充盈压增高，导致心脏前负荷加重，从而引起左心室肥厚和扩张。再加上大多数的肥胖者都有高血压病史，全身血管阻力增加，导致左心室进一步扩张，心肌需氧量增加。因此，肥胖者易发生充血性心力衰竭，合并冠心病时容易发生心肌梗死和猝死。

人体内脂肪量的增加，易导致收缩压和舒张压增高，从而导致高血压，严重者会导致心力衰竭、冠状动脉疾病、心房颤动等。肥胖者在心血管疾病之后会出现胸闷憋气、全身浮肿等症状，并且肥胖持续时间越长，其发生心脑血管疾病的风险也越大。

二、视力下降

（一）病因

1. 遗传因素　近视存在一定的遗传性。不同类型的近视，遗传概率不同：单纯性近视一般由于后天不良的用眼习惯造成，这种近视的遗传概率很小；病理性近视遗传的风险则相对较大。研究表明，在同等条件下，与父母都不近视的孩子相比较，父母单方近视的孩子，发生近视的概率高 2.1 倍；父母双方都近视的孩子，发生近视的概率则增长到了 4.9 倍。

2. 环境因素　主要是指高强度的近距离用眼，这是造成我国青少年近视高发的主要原因。动物实验证实，环境因素对于后天获得性近视的发生有直接作用。限制猴的视觉空间（只让其长期注视近物）可引起实验性近视。流行病学研究表明，教育与近视的发生显著相关，东亚国家近视患病率居全球之首，其重视教育的程度也是全球首位的。研究表明，户外活动时间是近视发生发展的重要保护性因素，户外活动对近视的保护作用最重要的是户外时间长短，而非参加的具体运动类型，其因果关联得到随机对照试验研究的证实。

3. 不良行为　导致青少年视力下降的不良行为包括：看书和写字的时候，没有保持正确的姿势。看电视时，没有保持适合的距离。用眼过度，用眼时间连续在 1 个小时以上不休息。每次看电视时间超过 2 小时以上。在暗光、阴天、黄昏、月光下光线微弱，阳光下光线强烈下读书写字。睡眠不足，青少年每天的睡眠时间应保持在 9 个小时以上，只有睡眠充足才能够保障青少年的身体发育正常，而睡眠不足将会导致青少年的视力受到影响。饮食不当，甜食会影响到青少年的视力，因为甜食大多是酸性的，会使青少年内的血糖升高，改变眼部晶体的渗透压，久而久之就会形成近视。

4. 电子设备影响因素　经常玩手机和电脑游戏者，由于手机和电脑产生的辐射会严重刺激青少年的眼睛，长期会形成近视。同时，由于青少年对电子产品自控能力弱，使用时间长而不休息，加重青少年视力下降。

（二）预防措施

1. 眼保健操　注意眼睛的锻炼。锻炼能增强血液循环和新陈代谢，供给眼睛较多的营养物质，使眼睛的抵抗力增强，这对眼睛是间接的锻炼。直接的锻炼是眼保健操，它是根据中医学的推拿、按摩、针灸穴位而编排的保护视力的科学方法。家长要学会眼保健操的基本知识，具体指导和经常督促青少年做好眼保健操，并持之以恒。

2. 养成良好的用眼习惯

（1）保证良好的光照　白天最好在窗前明亮的自然光下阅读，但应避免阳光直射在书本上及附近的视野内；阴天及黄昏后要使用照明灯。台灯的位置应放在左前方，避免书写时头、手在纸面上形成阴影。除台灯外，室内的一般照明灯也应该打开，但不宜直接照射眼睛，最好在侧方或后房，以减小室内的明暗差，减少视力疲劳。另外，光源应尽量减少闪烁，以白炽灯为好。

（2）保持安全的距离　近距离阅读时，书与眼睛之间距离30cm才是适中的，桌椅的高度以坐位时脚能平踏地面，眼与桌面距离能保持 30 ~ 33cm 为宜。看电视时应保持与电视机画面对角线 5 ~ 7 倍距离。电脑操作时，眼睛距显示屏的距离不要小于60cm。

（3）保持正确的坐姿　在近距离工作或阅读时，坐姿要端正，头部不能过度前倾，颈部不能过度弯曲，胸部要挺直，不可弯腰驼背。经常有意识地转动颈部、头部后仰、伸直背肌，也就是平常所说的伸伸腰、活动活动肩膀。不要趴在桌上、躺在床上和走在路上看书，不要在乘车时看书。

（4）要有适宜的用眼时间　工作或学习45分钟后最好休息5分钟，休息时要远眺，或做一下眼保健操，使眼调节肌得到放松。另外，每天要有足够的睡眠时间，小学生不少于 10 个小时，中学生不少于9 个小时。

另外，要保持均衡的营养，加强运动。均衡地摄取营养，不可偏食，特别应注意维生素 A、B、C 等营养素的摄取。

三、龋齿

龋齿（dental caries）是牙齿在身体内外因素作用下，硬组织脱矿，有机质溶解，牙组织进行性破坏，导致牙齿缺损的青少年常见病。龋齿不仅因牙痛而影响食欲，干扰咀嚼、消化和吸收，导致营养缺乏，且伴随龋病发展，可引发牙髓炎、颜面蜂窝织炎、根周脓肿、齿槽溢脓等严重口腔疾病。龋齿作为慢性感染灶，还可通过变态反应引发风湿性关节炎、心内膜炎、肾炎等全身性疾病，严重危害健康。龋齿、牙列不齐等还损害个人形象，影响心理健康。

（一）病因

龋齿是多因素作用下的慢性感染性疾病，20 世纪 70 年代，美国医生厄内斯特·纽布仑（Ernest New brun）在美国医生保罗·凯斯（Paul Keyes）提出的"细菌、食物、宿主"的"三联因素论"的龋病发病机制理论基础上，将致病因素归纳为细菌、食物、宿主和时间共同构成的"四联致病因素"模式。

1. 细菌和菌斑　龋病过程中，细菌是重要致病生物原。某些因素使口腔中致病菌发生异常变化，导致口腔平衡失调，失控的细菌及其毒素会使牙齿发生慢性病理性损害。主要致龋菌有变形链球菌、远缘链球菌等。

2. 宿主因素　牙列不齐、釉质发育不良、抗酸能力弱等都是易患龋的条件。唾液是牙的外环境，调节口腔微生态平衡，通过其组成、流量、流速和缓冲能力等起抑菌和再矿化作用。

3. 食物因素　合理的膳食结构，可显著减少细菌的致龋作用，增强牙的抗龋力，而不良饮食行为和口腔卫生习惯会增加患龋率。

4. 时间因素 龋齿是慢性硬组织破坏性疾病,菌斑在牙表面的滞留时间、菌斑内酸性产物的持续时间越长,发生龋齿的危险性越大。反之,唾液缓冲系统能维持口腔中性环境的时间越长,越有利于抑制龋齿的发生。

(三)口腔卫生健康宣教

1. 正确刷牙 正确的刷牙方法能有效地清除牙齿及牙周组织菌斑和软垢,可起到预防龋齿的作用。目前最推荐的刷牙方式是巴氏刷牙法。刷上颌后牙时,将牙刷置于上颌后牙上,使刷毛与牙齿呈45°,然后转动刷头,由上向下刷,各部位重复刷10次左右,里外面刷法相同。刷下颌后牙时,将牙刷置于下颌后牙上,刷毛与牙齿仍呈45°角,转动刷头,由下向上刷,各部位重复10次左右,里外面刷法相同。上、下颌前牙唇面刷法与后牙方法相同。刷上前牙腭面和下前牙舌面时,可将刷头竖立,上牙由上向下刷,下牙由下向上刷。刷上下牙咬合面时,将牙刷置于牙齿咬合面上,稍用力以水平方向来回刷。

刷牙的时间每天应做到早起和晚上临睡前各刷牙一次,并坚持饭后漱口。每次刷牙需3~5分钟。晚上睡前刷牙更为重要,因为它能清除当日三餐积存于牙齿上的食物残渣污垢。否则,在夜间睡眠状态下,口腔内滋生细菌、污物与唾液的钙盐沉积形成菌斑及牙石,日久便会使牙齿发生龋齿。

2. 使用含氟牙膏 含氟牙膏是指含有氟化物的牙膏。科学家发现,氟化物能有效预防龋齿。氟对于牙齿和骨骼的形成结构,以及钙和磷的代谢,均有重要作用。适量的氟能在牙齿表面形成抗酸性的保护层,使牙齿的硬度增高,提高牙齿的抗酸能力,抑制口腔中的乳酸杆菌,降低碳水化合物分解产生的酸度,起到预防龋齿的作用。虽然含氟牙膏对牙齿有保护作用,但是长期使用可能会对人体造成不良影响。如果人体吸收的氟过量,会引起氟中毒,最主要的病症就是氟斑牙和氟骨症。因此,高氟地区人群不适合使用含氟牙膏。当使用含氟牙膏一段时间后,可以和其他功能型牙膏交替使用,尽量避免出现长期使用同一种牙膏的情况。

四、主要心理问题

(一)青少年主要的心理问题

1. 抑郁症(depression) 以显著、持久的弥散性心境低落为显著特征,可分为破坏性心境失调障碍、持续性抑郁障碍等类型。其中,破坏性情绪失调障碍常见儿童少年,以严重的、循环发生的脾气暴发为特征。持续性抑郁障碍包括原有的慢性抑郁症和恶劣心境。常见表现有情绪低落、不愉快,容易发脾气或哭泣,缺乏动力或不爱玩,学业成绩下降,自我评价过低,喜欢谈论死亡,严重者有自伤、自杀行为。

2. 焦虑症(anxiety disorder) 指无明显客观原因而出现的以不安和恐惧为主的情绪障碍,伴有明显的自主神经功能异常表现,主要包括分离性焦虑障碍、选择性缄默症、特定恐怖症、社交焦虑障碍、广泛性焦虑障碍、惊恐障碍、广场恐惧等。

分离性焦虑障碍常见于年幼儿童,但其表现可能贯穿整个成年期。选择性缄默症的特征是在被期待发言的社交场合不能讲话,他们通常在家里能说话,但面对亲友却无法开口;拒绝在学校发言,造成学业受损,妨碍社交功能。青少年及成人的社交焦虑障碍发生率均达到10%左右。很多青少年儿童在发育过程中会出现对某些事物的特异性恐怖,但大多随年龄增长而逐渐消退,只有约4%的人可持续多年甚至延续到成年,发展为特定恐怖症(specific phobia),即对某一特定的物体或情境产生不合常理的害怕、焦虑、回避,恐惧的对象通常为蜘蛛、昆虫、黑暗、雷电、高处、针头、侵入性医疗操作等。青少年中最常见的是恐高症,由于恐惧而回避上学的学校恐怖症亦呈现日益增多的趋势。

同胞竞争障碍,这一诊断虽然已被美国精神病学会《精神障碍诊断统计手册》(第4版)(DSM-Ⅳ)当作关系问题而取消,却在《国际疾病分类》(第10版)(ICD-10)中得以保留。在弟弟/妹妹出生之后，大部分青少年儿童会发生程度较轻的情感紊乱，产生竞争和嫉妒心理，试图引起父母注意，这些反应都属于正常心理表现，但程度严重时可出现焦虑、痛苦或社会退缩等。如何正确处理同胞竞争，有效预防伤害的进一步发生，将是父母及相关专业人士面临的新命题。

焦虑症的表现主要包括行为、生理和认知三大方面。常见行为表现包括：胆小退缩、缄默；回避，如拒绝上学；烦躁、哭泣、吵闹且难以安抚；退行性行为，如模仿婴儿；啃咬指甲、卷衣服或头发等。躯体表现包括：食欲缺乏、呕吐、腹痛或腹泻；夜间入睡困难、睡眠不宁、易惊醒、多梦或梦魇等。认知表现包括：过分担心、害怕，如害怕失去父母，害怕被老师批评、考试等；不能集中注意，感到想逃跑等。

3. 强迫症（obsessive–compulsive disorder，OCD） 指以强迫观念和（或）强迫行为为主要症状，伴有焦虑情绪和适应困难的心理障碍。强迫观念主要表现为非理性的、不由自主重复出现的思想、观念、表象、意念、冲动等。大部分个体对此有自知力，明知不可能，仍然会有难以压抑的诸如强迫性怀疑、强迫性回忆、强迫性穷思竭虑、强迫性意向等心理过程。强迫行为则是重复的、有目的、有意图的行为动作，如强迫洗涤、强迫计数、强迫仪式样动作等。强迫行为常导致做事空耗时间，拖拉、过度关注自身形象；正常活动减少；对社交、学习、亲子关系等产生不同程度的影响。其他强迫相关障碍的特点主要在于：反复发生的聚焦于躯体的重复性行为，如拔毛、搔抓皮肤，以及反复试图减少这些行为。

4. 创伤后应激障碍（post–traumatic stress disorder，PTSD） 指儿童少年遭受严重创伤，或经历严重的创伤性体验后出现的持续性焦虑和无助感状态。PTSD多由突发灾难事件（如强地震）、目睹恐怖场景、遭受虐待（如性侵犯）、战争、强烈应激（如发生严重车祸）等所致，群体发生率约为8%，女性约是男性的2倍，其中约1/3的患者可持续至成年。患者（受害者）最明显的症状是强烈的恐惧和无助感，通常在创伤事件发生一个月后出现。

青少年PTSD主要表现为：①"闯入（intrusions）"体验。反复、不可控制地回忆创伤经历，反复做与创伤性事件相关的梦，反复发生与此相关的错觉或幻觉重现，表现出严重的"触景生情"式精神痛苦。②过度警觉。难入睡或易惊醒，难以集中注意力，易激惹，坐立不安，一旦遇到与创伤事件相似的场合或事件时情绪反应激烈。③持续回避，极力试图忘却当时的创伤性经历，避免接触任何可能引起痛苦回忆的活动或场所，反应迟钝，情感麻木，疏远他人，产生社会性退缩。④可出现攻击、过量饮酒、药物依赖、自伤、自杀等行为。

（二）心理健康问题形成的原因

1. 自身原因 青少年学生在这一阶段心理发展会产生很多社会矛盾，矛盾进行处理不顺利，就会导致大学生心理发展问题的产生。儿童在成长过程中，每个时期都有自己的意识、能力和知识积累，经过一定数量后，儿童本身就会有一个信息合成的过程，我们常说从定量变化到定性变化阶段的成长，每个阶段之间的变化也需要及时注意，避免错误信息的积累造成一些心理问题。

孕期接触过有毒物质（如烟草、酒精）、头部外伤史、新生儿缺氧和其他分娩并发症、营养不良等，都是心理健康问题形成的危险因素。

2. 家庭原因 家庭是儿童成长的第一环境，身边亲人的举止行为与人际交往往对儿童的心理发展产生较大的影响。通常青少年如果有心理健康问题，可能与缺乏家庭的关爱有关，也可能是因为家庭不和睦的关系构成的强大精神压力，而这种压力没有办法排解，就会形成心理疾病。而这种心理问题会导致青少年成长过程中逐步形成对他人的冷漠与关怀，对社会缺乏责任感。家庭更换照料者（如丧亲、父母离异、再婚），家庭关系中教育方式的粗暴不当、家庭管理凌乱，家庭关系紧张，家庭冲突不断，不良的亲子关系等情况都会构成青少年心理层面的伤害。

3. 学校原因 学校是儿童和青少年成长的重要环境。我国大部分学校的教学都是基于应试教育，在一定程度上给学生带来了心理压力。另外，教师的素质对学生的心理发展健康是至关重要的，教师的心理健康教育问题会直接影响儿童和青少年。

4. 社会原因 当下的新媒体舆论环境，青少年可以轻易地接触到社会中的多种信息，部分信息的发布缺乏舆论导向意识，可能导致学生在看待周围事物、认识自己等方面都产生偏差，进而对个人的人生观、世界观与价值观产生负面的影响。这种影响可能不是突然形成的，而是长时间潜移默化逐步发展而成，因此，互联网的发达对青少年成长会产生一定影响。此外，过度依赖网络，会导致青少年将自己封闭在群体之外，与他人沟通较少，导致心理扭曲和价值观错误。情绪和行为控制不当，儿童和青少年由于缺乏认知和社会经验，容易成为网络欺诈的受害者，处理不当会产生心理问题。

（三）预防青春期心理健康问题

1. 家庭关怀 做好家庭环境建设，家长应意识到构建一个良好的家庭氛围对孩子成长的价值。避免家庭中不和睦、纠纷恶劣关系对孩子成长带来的伤害，同时家长应意识到不良的心理问题对孩子今后人生构成的负面影响。让孩子有机会积极参与家庭生活，构建良好的家庭氛围和亲子关系。

2. 学校和社会支持 学校要高度重视学生的心理健康问题，注重学生心理辅导。要倡导所有教师做好学生健康心理的引导者，避免将社会上的负面情绪与能量带到课程上。学校每周要开设专业的心理辅导课程，或者开设定期的心理辅导班会，学校可以开设心理辅导咨询室，也可以通过网络平台或者实体平台，做好针对性的学生心理健康问题的个人观察与心理疏导。改革应试教育体制，逐步完善学生素质教育，促进学生全面发展，减轻学生课业负担，禁止学生成绩排名，减轻学生学习压力。全社会都要来关心青少年的健康成长，为其创造轻松、良好的学习、生活环境。

3. 自我心态调整 要引导学生正视自身心理问题，明白成长的过程中因为各种原因引发心理障碍属于正常现象，避免学生内心更大的压力感。同时要让所有同学对他人保持友好态度，避免对不良情绪心理障碍人的伤害。要积极的自我调节，或者寻求他人的帮助，有效地让自己从负面情绪中解脱出来。无论是对于学业、情感、未来的发展，都需要保护客观积极的心理状态，避免对自己过低的评价。同时也要避免对负面问题过度的关注与思索，让自己开放心胸，去接触更多有趣、积极的事物，减少在负面问题上的关注度。

知识链接

青少年罹患抑郁症的现象不容忽视

引发抑郁症的主要原因是情绪压力和家庭亲子关系，其次是亲密关系和职业发展，分别占 45% 和 35%。很多时候，人们会把负面情绪埋在心里，这样不仅无法化解，反而有陷入抑郁的风险。

然而，50% 抑郁症患者为在校学生，18 岁以下的抑郁症患者占总人数的 30%。抑郁症发病群体呈年轻化趋势，社会需重视青少年心理健康。青少年抑郁症患病率已达 15%～20%，接近于成人。63% 的学生患者在家庭中感受到严苛/控制、忽视/缺乏关爱和冲突/家暴。对青少年患者而言，父母是其就医前极为关键的一环，他们能否及时察觉孩子的异动，并给予有效的关注和引导，在很大程度上决定了孩子未来的病情走向。

很多家长都只看到孩子的行为表现，却看不到背后的情绪和精神因素，把问题简单定性为不爱学习、青春期叛逆或者意志力薄弱。长此以往，导致青少年的抑郁之路"道阻且长"，甚至出现自残、自杀等倾向。

青少年罹患抑郁症的现象不容忽视，我们应当在社会、家庭、个人之间构成良好的动态系统，相互影响、促进改变。

内容回顾　　答案解析

练习题

一、选择题

1. 下列哪项不是青少年肥胖的原因（　　）
    A. 遗传因素
    B. 体力活动减少
    C. 病理性因素
    D. 高盐饮食

2. 下列哪项不是青少年主要的心理问题（　　）
    A. 抑郁症
    B. 焦虑症
    C. 强迫症
    D. 肥胖症

3. 预防近视，书与眼睛之间的适中距离是（　　）
    A. 20cm
    B. 30cm
    C. 40cm
    D. 50cm

4. 工作或学习（　　）分钟后最好休息，以保证适宜的用眼时间
    A. 30
    B. 45
    C. 50
    D. 55

5. 下列不属于预防青春期心理健康问题的良好措施有（　　）
    A. 家庭关怀
    B. 学校和社会支持
    C. 送精神病医院治疗
    D. 自我心态调整

二、简答题

1. 简述青少年肥胖的主要原因。
2. 请列举青少年存在的主要心理问题。

（邓广飞）

书网融合……

本章小结

微课1

微课2

微课3

题库

第三章　妇女预防保健

妇女的健康是人类生存和发展的要素，妇女预防保健工作是我国卫生事业的重要组成部分。做好妇女预防保健工作，不仅能直接提高妇女的身体健康，而且关系到优生优育政策的贯彻落实，对提升我国国民整体健康水平具有重要意义。

第一节　概　述

PPT

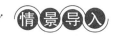

情景：为深入贯彻落实《中华人民共和国妇女权益保障法》，不断提高妇女保健服务水平，高质量完成妇女保健工作各项指标，切实履行妇女健康保健、优生优育、生殖健康技术指导和妇女卫生信息监测等职责，近年来，我国多措并举并全力保障妇女健康权益，妇女卫生保健工作取得长足进步。

思考：

1. 做好妇女预防保健工作有何意义？

2. 如何做好妇女各期保健工作？

一、妇女预防保健的意义

妇女在家庭中担任重要角色，妇女的健康是家庭和谐与幸福的基础，也是家庭存续不可或缺的前提与条件，因此，应格外重视妇女的预防保健工作。

不同年龄阶段女性的生理特点具有一定特殊性。第一，青春期女性会出现生理方面的第二性征变化，随着年龄的增长，女性还要经历怀孕、分娩、产褥及哺乳等特殊生理过程。第二，妇女在围绝经期，由于体内性激素的变化，会使全身各个系统发生较大变化。第三，女性生殖器官的解剖结构具有特殊性，盆底组织支持力差，如不注意产时及产后保健，容易发生女性特有的损伤性疾病，如盆底组织损伤、子宫脱垂等。此外，女性子宫腔下段经宫颈、阴道与外界相通，而子宫经输卵管与盆腔相通。如果女性在经期或产褥期不注意卫生保健，极易发生感染而引起生殖道炎症，严重时会并发盆腔炎、腹膜炎甚至败血症。第四，女性肌肉不如男性发达，体格不如男性粗壮，妇女在劳动生产过程中必须给予充分劳动保护。因此，应充分重视妇女不同生理过程中的预防保健工作，否则可能会使其正常的生理过程朝向病理过程发展。对于妊娠期妇女而言，保健工作不但直接影响妇女本身的健康，还会影响胚胎的发育和胎儿的健康。

做好妇女预防保健工作具体包括：对妇女积极进行各项卫生保健知识的宣传教育；普及优生优育知识；定期进行妇女常见病、多发病的普查普治等内容，不断提高妇女的预防保健水平。这对提高妇女卫生保健水平、推动国家的社会经济发展、构建和谐社会具有全局性和战略性的意义。

长期以来，我国十分重视妇女预防保健工作的发展，不断加大对妇女预防保健事业的投入，建立和改善妇女预防保健的服务体系和设施，明显改善了妇女的生存和健康状况。随着我国社会经济状况的迅速发展，对妇女预防保健的服务需求不断增大，对妇女预防保健工作的内涵与目标提出了更高的要求，但同时也为妇女卫生保健工作的发展带来了新的机遇与挑战。

二、妇女预防保健的任务

妇女预防保健任务范围较广，主要可归纳为下列几个方面。

（一）做好妇女各期保健

鉴于女性不同年龄对应的生理特点，需做好青春期、孕期、产时、产褥期、哺乳期及围绝经期的卫生知识宣传和预防保健工作，这对于保障妇女健康起着重要作用。

1. 青春期保健　应针对青春期女性的生理特点和心理特点，将一级预防内容（合理膳食、良好生活习惯、适当体力活动、心理及生理卫生和性知识学习指导）作为预防保健工作的重点。

例如，青春期女性处于经期时，由于子宫内膜脱落造成的宫腔创面，加之盆腔充血和全身神经及体液方面出现较大变化。因此，青春期女性应尤其注意经期卫生，注重局部清洁卫生，预防出现经期感染等。

2. 围婚期保健　指公民在准备结婚前、新婚后直至准备妊娠前，这一阶段所接受的有关生殖健康的保健服务。其内容包括婚前卫生指导与咨询、婚前医学检查、优生优育咨询指导、婚育知识宣教和保健指导、避孕咨询指导等。围婚期保健的实施过程需遵守"预防为主，以保健为中心，防治结合"的原则。

3. 围生期保健　妇女孕期预防保健工作的目的是保护孕妇和胎儿在孕期能保持健康状态，直到足月龄时安全娩出身体健康、智力发育良好的新生儿。孕期保健重点在于从孕早期开始定期做好产前检查、产前诊断，早期发现胎儿发育畸形和遗传性疾病，采取措施，及时纠正。对孕期妇女应进行膳食指导、合理用药、预防感染、劳动保护等各项卫生健康宣教和指导。

妇女在产时的预防保健工作应注意保障分娩安全及母儿健康。产时要重点做好"五防"，即防难产、防感染、防产伤、防产后出血、防胎儿窒息。

妇女在产褥期和哺乳期，由于生理变化及波动很大，且处于产道逐渐复原与乳腺分泌旺盛时期，因此，预防保健工作的重点在于预防子宫内伤口和乳腺感染、预防感冒及中暑等方面，并注意保护哺乳期妇女的哺乳功能，保证生理和劳动功能的逐渐复原。

4. 围绝经期保健　围绝经期是妇女生育功能从旺盛走向衰退的过渡期，是卵巢功能逐渐衰退直至基本消失的过程。处于围绝经期的妇女，由于机体内部体液变化较为突然，部分个体可能出现一系列特殊症状，如心悸、出汗、燥热、急躁、失眠等。随着年龄的增长，有些致病因素会乘虚而入，各种老年病也开始萌芽。因此，做好围绝经期妇女保健工作很重要。对围绝经期妇女要重点介绍此特殊时期的卫生保健知识，使其对此过渡时期有正确的认识，解除不必要的顾虑。对生理状况改变较严重明显的妇女，除在日常工作与劳动中给予适当照顾外，也可在医生指导下给予中西医药物治疗。

（二）提高产科质量

认真推行优生优育工作，开展产前筛查和诊断，提高助产技术，完善护理管理相关制度，开展围生期保健系统管理工作，可有效降低围生期母婴死亡率与围生期并发症的发生率。

（三）积极开展妇女病防治

定期做好妇女常见病、多发病的疾病普查工作，基于其发病因素制定预防措施，达到降低发病率的目标，做到早发现、早诊断、早治疗。

如运用三级预防策略有计划地对所有已婚妇女进行定期检查，可以早期发现并治疗各种肿瘤、子宫脱垂、尿瘘、霉菌性或滴虫性阴道炎等。结合普查，可以早期发现各类妇女疾病，帮助落实优生优育等政策措施。

知识链接

人乳头瘤病毒疫苗

人乳头瘤病毒（HPV）疫苗是一种预防性疫苗，用于预防由HPV感染引起的宫颈癌和相关疾病。目前，全球范围内有多种HPV疫苗可供选择，包括二价、四价和九价疫苗。这些疫苗通过注射到手臂肌肉中，刺激机体产生针对HPV病毒的免疫反应，从而预防HPV感染。

1. 接种对象 HPV疫苗主要适用于9~45岁的人群，特别是9~14岁的女性和15~26岁的女性（未感染HPV前）接种效果最好。此外，男性也可以接种HPV疫苗，以预防肛门癌、阴茎癌等疾病。

2. 接种方案 不同国家和地区接种的HPV疫苗种类和接种方案可能有所不同。一般来说，HPV疫苗需要接种三剂次，分别在0、1~2、6个月时接种。

3. 预防效果 根据多项研究数据，HPV疫苗对宫颈癌的预防效果可达70%~90%，对生殖器疣的预防效果可达90%以上。此外，也有研究显示，HPV疫苗对某些非疫苗类型的HPV感染也有一定的预防作用。

4. 安全性和副作用 总体来说，HPV疫苗是安全的，大多数副作用轻微且短暂，包括注射部位疼痛、红、肿、头痛、发热等。然而，任何一种疫苗都有可能导致过敏反应或严重的副作用，因此在接种前应了解个人过敏史和身体状况。

目前，全球范围内正在研发更多类型的HPV疫苗，包括针对更多HPV病毒型别的疫苗和新型疫苗。同时，随着科学技术的进步，人们对HPV的认识将更加深入，有望为预防和治疗宫颈癌提供更多的手段。

（四）落实好生育技术指导

结合现行《人口与计划生育法》，普及生殖健康知识，重点在于做好婚前教育、婚前检查、优生优育政策宣传和咨询，减少非意愿妊娠，降低人工流产率（包括中期引产率）。

（五）汇集资料信息

依托先进信息技术，做好生育资料统计和分析工作。积极开展优生优育技术研究及妇女卫生保健咨询，帮助妇女正确对待自身的生理和病理问题，促进身心健康和生殖健康水平的提高。

（六）做好妇女劳动保护

对女职工劳动保护，应该采用法律手段，以确保女职工在劳动工作中的安全与健康。对各种有关妇女保健的法规，如《女职工劳动保护法规》《女职工保健工作暂行规定》、劳动部关于《女职工生育待遇若干问题的通知》《中华人民共和国妇女权益保障法》等，各级卫生部门和工会、妇联组织有权利对执行情况进行监督。

（七）做好妇女保健统计指标的调查及汇总工作

为正确反映妇女保健工作完成的情况和质量，要在加强随访和资料积累的基础上建立登记统计汇报制度。各医院、妇女保健院等机构应健全病历资料记录和病案保管制度。

下面介绍妇女保健统计指标，以便及时反映妇女保健质量，及时采取各项措施，保证不断提高妇女健康。妇女保健效果包括：

$$孕产妇死亡率 = 孕产妇死亡数/期内产妇数 \times 1000‰（或 1/10 万）$$

$$新生儿死亡率 = 出生一周内新生儿死亡数/期内活产数 \times 1000‰$$

$$围产儿死亡率 = （孕 28 足周以上死胎、死产数 + 7 天内新生儿死亡数）/$$

$$（孕 28 足周以上死胎、死产数 + 活产数）\times 1000‰$$

内容回顾　　答案解析

✎ 练习题

一、选择题

1. 妇女保健工作任务是做好妇女各期保健，具体包括（　　）

    A. 经期、孕期、产期、哺乳期、围绝经期

    B. 幼年期、青春期、育龄期、围绝经期、老年期

    C. 儿童期、青春期、围婚期、孕期、哺乳期

    D. 青春期、围婚期、围生期、围绝经期

    E. 胎儿期、新生儿期、儿童期、青春期、性成熟期、绝经期

2. 产时保健的"五防"不包括（　　）

    A. 防窒息　　　　　　　　B. 防急产　　　　　　　　C. 防感染

    D. 防出血　　　　　　　　E. 防产伤

3. 王阿姨，50 岁，6 个月前开始月经紊乱，并且出现潮热潮红，易于激动，那么她处在生命的（　　）

    A. 青春期　　　　　　　　B. 生育期　　　　　　　　C. 性成熟期

    D. 围绝经期　　　　　　　E. 老年期

4. 婚前保健是为（　　）在结婚登记前所提供的保健服务

    A. 结婚男女　　　　　　　B. 即将婚配的男女双方　　C. 婚配双方

    D. 男女双方　　　　　　　E. 即将生产的育龄女性

5. 女性围绝经期是指（　　）

    A. 月经完全停止

    B. 卵巢功能完全消失

    C. 子宫功能消失

    D. 卵巢功能从旺盛到消失的过渡时期

    E. 生育功能完全消失

二、思考题

1. 妇女预防保健的任务有哪些？

2. 如何做好妇女保健统计指标的调查及汇总工作?

（王昊宇）

PPT

第二节　青春期女性预防保健

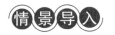

情景：小敏，女，13 岁，是一名性格活泼的学生，但最近看起来有点心事重重。原来她是第一次来月经，看着红红的血，她有点害怕，不知如何是好。

思考：

1. 小敏已进入生长发育的哪个特殊阶段？这一阶段身体还会出现哪些生理变化？

2. 为使小敏顺利度过该特殊时期，对其健康教育应包括哪些预防保健内容？

一、意义与目标

（一）青春期预防保健的意义

青春期是人一生发育过程中突飞猛进的阶段，也是生长发育的最后阶段。女性青春期在医学上指，从青春发育征象开始（出现月经初潮）到生殖机能发育成熟为止的这段时期，对应年龄阶段为 12 ~ 18 岁。

青春期是决定女性一生体格与心理健康的特殊时期，也是妇女预防保健工作的重要时期。同时，女性青春期身心是否健康可直接影响下一代的健康。实际上，发生于青春期的疾病和死亡大多是可以避免的，特别是青春期的一些特殊的健康和行为问题，例如，运动或娱乐中的受伤、烟酒毒品等的不良嗜好、过早的性行为等，通过积极措施均可预防。

为了使青春期女性能顺利地度过这一特殊生理时期，发展成为身心健康、体魄强壮、全面发展的人才，各卫生保健部门、家庭及社会各有关方面必须充分重视青春期女性的预防保健工作。

（二）青春期预防保健的目标

青春期预防保健目标具体包括：第一，正确引导青少年了解性心理发育的状况、社会心理发育的状况、体格生长发育的状况等。第二，让青少年及时发现并弥补影响生理和心理健康状况的不足之处，及时进行相关干预，避免发生危害生理和心理健康的危险性行为。第三，强化并鼓励青少年养成健康的保健意识，形成正确的健康观。第四，让青少年对常见的疾病有清楚认识，树立正确疾病观，充分了解相关疾病基本预防策略。

因此，青春期预防保健的目的在于针对青春期女性生理及心理特点，通过青春期卫生的宣传教育，包括对女性生殖器官的解剖、生理、病理和其他一些必要的卫生常识的宣传教育，普及生殖健康和常见病防治知识，提高自我保健意识，构建良好生活及行为方式，保障青春期女性以良好状态顺利过渡到成年期，为育龄期、老年期的健康打好基础。

二、青春期女性的生理与心理特点

（一）青春期女性的生理特点

根据女性青春期生理发育特点，青春期可分为初期、中期和后期。初期以体格发育为主，身高增长迅速，平均每年增长 5~7cm。除身高增长外，体重也变化明显，全身肌肉及脂肪含量增加，平均每年增重 5kg。中期以内、外生殖器官及第二性征发育为主，同时出现月经。后期则身材体格基本定型，生殖器官发育趋向成熟。

1. 第二性征发育　第二性征又称副性征，是在两性间高度分化、呈现出男女差别的一些特点。到了青春期，女性的音调变高，腋毛与阴毛生长，脂肪积聚于肩膀、胸、臀部，骨盆增宽变大而形成典型女性体态。到青春中期，卵巢发挥生理功能，每月有一个卵泡发育成熟而排卵，并分泌雌激素和孕激素。在雌激素、孕激素、垂体泌乳素和肾上腺皮质激素的协同作用下，乳房组织内脂肪积聚，乳腺发育，乳房渐渐丰满，乳头增大凸出，乳房及其周围的乳晕有色素沉着。乳房的发育在第二性征中出现最早，是女性显著的第二性征。

2. 生殖器官的发育　随着卵巢发育与性激素分泌的逐步增加，女性生殖器各部位亦有非常明显的变化，称为第一性征。青春期女性外生殖器从幼稚型逐渐变为成人型，大阴唇变肥厚，小阴唇变大且有色素沉着；阴道增长变宽；子宫增大，临近月经初潮时，宫颈变宽，腺体增生，腺上皮产生大量透明分泌物，青春期中期时，子宫内膜发生周期性变化；输卵管管径增大，弯曲度减小；卵巢增大，表面因排卵逐渐变得凹凸不平，呈灰白色，成熟的卵巢具有周期性排卵及性激素分泌的功能。

（二）青春期女性的心理特点

青春期是心理发展上的一个重要的过渡时期，又是智力发展、世界观形成和信念确立的重要时期。青春期女性精力充沛，性格活泼而勇敢，情感复杂而热烈，思维能力不断发展，容易接受新事物、新理念，富于理想，渴望从事创造。

同时，青春期心理也存在郁滞的一面。例如，青春期到来以后，随着自我意识和认同的迅速发展，青春期女性对父母的看法逐渐发生变化，尽管生活上、经济上仍然依赖父母，却渴望摆脱家长的影响。青春期女性往往希望独立自主，强调自己已长大。这种日益增长的独立意识与家庭管教方式的冲突，不可避免地会使青春期少女心理上受到挫折。其次，随着青春期生理上的变化发育，青春期女性逐渐意识到两性的差异和两性的关系，并对此感到神秘、好奇，进而产生了对性的探索和了解的兴趣，这一过程中会发生单相思、失恋和挫折等。由于青春期对待挫折的适应能力和心理防卫机制尚不成熟，容易产生青春烦恼、青春抑郁等青春期心理障碍，继而引起各种心因性疾病和行为。

三、青春期预防保健内容

（一）生理卫生与保健

1. 日常生活卫生与保健

（1）劳逸结合　积极动脑，刻苦学习，注意休息，加强体育锻炼。

（2）杜绝烟酒　烟酒中的有害物质会损害脑细胞，使大脑功能衰退，记忆力减退，甚至会通过影响生殖细胞健康而影响下一代健康。

（3）注意面部清洁　青春期女性由于体内激素变化，脸上易长"青春痘"，应注意日常用温水洗脸。切忌不要用手去抠或挤。

（4）保持性器官卫生　青春期女性要注意保持外阴干净清爽，洗盆专用，勤换内裤。

（5）保护嗓音　注意保暖，防止感冒，不吃刺激性食物，不大喊大叫，以免引起声音嘶哑。

（6）不要紧腰束胸　青春期女性腰带过紧会影响其内脏的发育。束胸则会影响乳房、肺和胸围的发育及呼吸功能，甚至会影响日后泌乳过程。

（7）合理膳食　青春期女性过度节食会使机体出现营养不良症状，影响青春期身心的健康发育。

青春期女性膳食安排应符合她们生长发育快、对营养要求高的特点。由于这一时期能量及蛋白质需求量高，主食摄入量应较儿童时期有所增加，根据 11～17 岁学龄儿童平衡膳食宝塔（2022），青春期女性谷类摄入量应达到 225～300g/d（其中全谷物和杂豆为 30～100g/d），薯类摄入量应达到 25～100g/d，以保证粗粮和细粮合理搭配，并且碳水化合物的供给充足。蛋白质的摄入应保证数量足且质量优，至少 50% 应属于来源于动物性食物或豆制品的优质蛋白质，以满足青春期加速生长和智力发展的需要。

青春期女性因月经来潮，铁的流失量较大，应注意从日常膳食中补充含铁丰富的食物，例如，动物肝脏、红肉等，避免铁供给不足引起青春期缺铁性贫血。

青春期由于骨骼迅速生长，应在青春期女性膳食中多补充牛奶、蛋类、豆类、虾皮等含钙和磷丰富的食物，以保证机体的正常需要量。

另外，青春期性腺发育达到高峰，青春期女性应注意补充含锌量丰富的食物。如贝壳类海产品、红肉、动物内脏等食物。

总之，青春期女性生长发育迅速，学业负担重，活泼好动，因此青春期女性的食物应注意多样化，荤素菜应合理搭配，以供给能量充足、富含优质蛋白质、营养丰富的平衡膳食。

2. 月经期卫生与保健　女性青春期应着重注意经期卫生。行经期间，身体抵抗力较差，易于感染疾病。同时，由于子宫颈口微张、子宫内膜剥落留有创面、阴道酸度降低导致阴道的自然防御作用有所削弱，一旦致病菌入侵，极易引起生殖器官炎症。为此，做好经期卫生必须注意以下几点。

（1）保持外阴清洁　月经期间阴部易受细菌感染，因此，经期要每天用温水清洗外阴，保持外阴的清洁，不宜盆浴，应淋浴。

（2）注意保暖　经期身体的御寒能力下降，容易因受寒影响，导致经量变少、经期缩短，甚至停经等，因此要避免用冷水洗头、洗澡和洗脚，避免淋雨、涉水，更不宜坐泥地、砖地、水泥地等，因过强的外界冷刺激，有可能使子宫及盆腔内血管挛缩而引起痛经或月经骤停。因此，青春期女性在经期要注意保暖。

（3）经期用品保洁　购买国家卫生健康主管部门允许出售的卫生巾，避免使用不合格产品，造成经期感染，要注意保持卫生巾的清洁，经常更换卫生用品，保持阴部清爽。

（4）精神保养　保持心情的愉悦，对于女性经期的保健也非常重要，情绪波动过大，会引起崩漏、月经过多等经期疾病，因此在经期要调畅情志，保持心情平和。

（5）合理膳食，睡眠充足　经期应避免辛辣食物。多饮温开水，多食新鲜蔬菜。注意劳逸结合，避免过度疲劳或熬夜。不看刺激性电影、视频等。避免喝咖啡、浓茶、酒等，多吃膳食纤维含量丰富的食物，注意保持大便通畅，减少盆腔充血。

（6）适当身体活动和锻炼　经期不宜参加剧烈的体育活动或过劳过累，应适当地参加体力劳动和功能锻炼。

3. 乳房保健　女性发育后日趋成熟，乳房开始隆起，臀部渐渐增大，出现女性特有的曲线美。注意乳房的保健需注意以下几点。

（1）佩戴合适的胸罩　合理使用胸罩可使乳房高挺而不下垂。乳罩的式样、尺寸要合适，背带要宽，应装上松紧带或纽扣方便调节。晚上睡觉时把胸罩取下，以免妨碍呼吸和血液正常运行。

（2）加强营养和体育锻炼　后天的营养与运动有助于乳房的发育，因此，在青春期需进行合理膳食，以保证乳房发育的需要。同时，应重视胸部肌肉锻炼，如游泳、打球等运动，促进血液循环改善，进而促进乳房发育。

（3）注意乳房有无肿物　青春期女性应每月做一次乳房自查，自查的时间最好是在月经过后不久，如自查发现问题也不必紧张，应及时去医院就医以获得确诊。

（二）心理卫生与保健

1. 青少年心理健康的标准　青少年的心理健康的标准包括：①正常的智力；②情绪协调稳定；③具备一定的意志和品质；④人际关系和谐；⑤适应环境；⑥保持人格的相对完整；⑦心理与行为符合年龄特征。

2. 健康的对策

（1）家长、学校和心理保健工作者都应该特别关心青少年女性在此阶段的心理活动，给予正确的引导和有计划的、系统的教育。青少年女性精力充沛，活动能量大，学校和社会应多为她们开辟一些活动场所，组织一些健康有益的集体活动，如体育运动、艺术和社交活动等。这些活动有助于青少年减轻压力、提高自尊心和建立社交支持系统。另外，学校、医疗机构、社区等多种场所应该为青少年提供心理健康教育，以帮助青少年女性了解和应对各种情绪和心理问题。心理健康教育内容包括如何处理压力、焦虑和抑郁等问题。

（2）随着对青春期少年有效教养方式的深入研究，青少年积极教养受到学者们广泛关注和重视。积极教养主要是指教养者为青少年所提供的稳定的、具有支持性的、结构化的环境。教养者需引导青少年女性从积极方面看待问题，积极的方法解决问题，帮助她们提高分析和识别能力。另外，家长应该投入更多的时间与孩子交流，理解他们的需求和情感，并提供支持和指导。尤其是母亲，应关心青春期少女月经初潮、经期变化、有无痛经，以及由于月经而带来的一系列心理和生理问题，主动传授月经期的生理卫生知识，消除她们因月经来潮而产生的恐惧和忧虑心理，必要时应带她们到医院就诊，取得医生的帮助。

（3）青少年女性到了一定的年龄，自然会萌发性的意识，这时如不能适时、适当加以引导，其思想和行为就会出现混乱。因此，对青春期女性进行以性知识为主要内容的青春期教育，使她们顺利的度过这一时期，对她们今后进入婚育期的身心健康是十分重要的。青春期性教育内容包括：①青春期生理卫生。包括青春期生理发展的特点、青春期生理卫生保健和生殖生理的基础知识。②青春期心理卫生。包括青春期心理发展的特点和青春期心理卫生保健知识。③青春期伦理道德的基本要求。包括男女交往的礼仪和规范、培养良好的道德情操以及有关的法制教育。

（4）青春期发生心理障碍和心理危机时应积极给以治疗，以免产生各种不良后果。①心理咨询。学校和社区可以为青少年提供心理辅导服务、心理医生咨询和其他支持。运用心理学和精神医学等理论、知识、技巧，通过言语、文字或其他信息传递方式，给有心理障碍的咨询对象以帮助、启发和指导，解决其学习、工作、生活和疾病、康复等方面出现的疑难，使他们能更好地适应环境，保护自己的身心健康。②精神支持疗法。如青少年女性出现心理障碍可以到心理专科就诊，就诊时医生应耐心倾听患者陈述，尽可能不作打断。然后给以分析、启发和诱导，在提高患者认识水平的基础上，指导和帮助患者进行治疗，包括消除和避免有害的外界刺激，加强自我锻炼，提高心理免疫和应激能力，学会情绪的自我调控，生理功能的自我训练等。③团体心理治疗。团体心理辅导是基于社会及团体动力学原理在团体情景下进行的一种心理辅导形式。即把一组病情相仿的患者集合成一组，每组10～15人，为其举办讲习班。内容包括疾病临床表现和预后，病因和疾病的发生发展规律、治疗措施、防复发知识等。每讲一课就组织集体讨论、加深领会、交流体会、各抒己见，还可加插丰富多彩的文娱活动，通过强化人际交往作用，使成员间通过心理互动来认识自我、探讨自我，从而解决生活中的问题，继而提升青少年的心理素质，解决心理问题，维护青少年的心理健康。④药物治疗。根据患者当时的发病情况，进行适当的心理治疗结合精神药物治疗，特别是对有明显焦虑、紧张、抑郁的患者，在专业精神科医生的指导下，结合抗精神病药、抗焦虑药、抗抑郁药的服用是十分必要的。

✎ 练习题

内容回顾　　答案解析

一、选择题

1. 有关月经期的保健内容，错误的是（　）

　A. 经期应该适当增加营养

　B. 可以参加一般劳动

　C. 注意保暖、避免受寒

　D. 勤盆浴，保持外阴清洁

　E. 避免情绪波动，保持精神愉快

2. 下列有关青春期的描述，错误的是（　）

　A. 月经是青春期的标志

　B. 青春期是少女心理、生理发展的一个重要时期

　C. 开展青春期教育是学校的基本保健工作

　D. 要使青春期少女了解妇女常见病的治疗

　E. 青春期是情感的叛逆期

3. 女性（　）仍未开始性发育应考虑有性发育迟缓问题

　A. 13 岁　　　　　　　　B. 10 岁　　　　　　　　C. 16 岁

　D. 18 岁　　　　　　　　E. 20 岁

4. 关于女性第二性征，以下描述错误的是（　）

　A. 第二性征是指除内外生殖器以外女性所特有的外部特征

　B. 在第二性征中，乳房发育最早，多在 10～11 岁间开始

　C. 阴毛比腋毛出现晚半年以上

　D. 月经初潮后身高增长值明显减慢

5. 下列选项中，说法不正确的是（　）

　A. 青春期的年龄在国际上界定为 10～20 岁，我国习惯把 12～18 岁称为青春期

　B. 青春期是生殖器官开始发育到成熟的阶段

　C. 青春期是人体形态和功能显著变化的阶段

　D. 青春期是指童年到成年的过渡阶段

二、思考题

1. 青春期女性预防保健目标有哪些？

2. 青少年心理健康的标准是什么？

（王昊宇）

PPT

第三节　围婚期预防保健

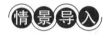

情景： 小李和小王是一对符合婚龄的男女青年，他们在结婚登记前打算进行一次全面系统的健康检查，以保证婚后圆满幸福的生活和下一代的健康，继而实现优生优育的目标。

思考：

1. 婚前身体检查有什么好处？

2. 婚前医学检查应包括哪些内容？

一、目的与意义

（一）围婚期预防保健目的

围婚期预防保健是指围绕结婚前后，为保障婚配男女双方及其下一代健康所进行的一系列保健服务措施。包括婚前检查、婚前遗传咨询、婚育知识及保健等。

围婚期预防保健既针对婚前人群，也可满足新婚期以及准备妊娠阶段人群的需求；是以保障母婴安全、防控出生缺陷为核心，以减少遗传病、传染病及其他严重疾病对婚育的影响为重点，最终达到增强目标人群自我保健意识，提高婚姻与生活质量，实现优生优育，提高出生人口素质的目的。

（二）围婚期预防保健意义

1. 有利于男女双方和下一代健康　围婚期卫生保健是在充分尊重公民隐私权及知情权的情况下，医疗机构提供医学检查、咨询和健康教育服务，及时发现某些严重遗传性疾病、法定传染病或有关神经精神疾病，针对疾病对婚姻、对方或下一代健康的影响程度，医师会给予咨询指导，公民知情选择婚育。充分体现国家对公民健康权利的维护和尊重。

2. 提高公民生殖健康水平　围婚期保健能够为服务对象提供性保健、生育保健、避孕节育等生殖健康知识。帮助服务对象做好孕育的生理和心理准备，顺利度过新婚期，制定适宜的生育计划，为提高婚后生活质量奠定基础。

3. 有利于优生优育　在围婚期保健过程中，可对男女双方讲授一些有关怀孕、生育的生理知识，使他们认识到优生优育的重要性，为其选择最佳受孕时机或避孕方案，指导其掌握有效的措施和科学的技巧，提升婚姻生活质量。

二、婚前医学检查

（一）婚前医学检查内容

婚前医学检查内容包括病史询问、体格检查及实验室检查等。

1. 病史询问

（1）现病史　重点询问目前是否患有对婚育有影响的疾病，以及疾病的发生、发展、变化和诊疗过程。

（2）既往健康史　有无急性、慢性传染病，如肝炎、结核性疾病、心脏病、肾炎、精神病和肿瘤病史，是否患过影响健康和婚育的疾病等。

（3）直系亲属的疾病史　以父母、祖父母、外祖父母及兄弟姐妹为主，询问家庭成员中有无精神病、血友病等遗传性疾病。

（4）月经史　初潮年龄、月经周期、经量、伴随症状及末次月经日期等，有助于发现某些能影响婚育的妇科疾病。

（5）既往婚育史　特别注意有无流产、死胎、早产、死产及生育过先天性病残患儿史。

2. 体格检查

（1）一般项目　包括测量血压、体重、身高、视力等，目测身材是否特殊矮小或巨大，是否过胖或过瘦，皮肤颜色及状态等。

（2）全身检查　主要包括常规内、外科物理检查（心、肺、肝、脾、甲状腺、淋巴结、脊柱、四肢等）。还应注意其他情况，如皮肤病及遗传性疾病，如色盲、聋哑等，以及有无特殊面容、特殊体态、语言表达及智力状况、精神状态和行为有无异常等。

（3）第二性征及生殖器官检查　生殖器官的检查重点在于发现影响婚育的生殖器疾病，应注意有无先天性畸形或肿瘤、炎症等情况。婚前检查中发现的生殖系统异常等，有些会影响性生活，另一些虽不妨碍性生活，但能影响生育或下一代的发育。有些生殖系统异常患者，经治疗后可以结婚，而对一些有遗传倾向疾病患者，则应规劝其不要结婚，或婚后不要生育。

3. 实验室及其他检查　必要的检查包括血常规、尿常规、梅毒血清学检测、乙肝病毒表面抗原、女性阴道分泌物检测、X线胸部摄片（透视）等。如从外生殖器和第二性征难以鉴别性别时，可做性染色体检查、染色体核型分析及激素测定，必要时做性腺活检等特殊检查。

另外，婚前保健机构还可以提供更多检查项目供服务对象根据需求自行选择。

（二）婚前医学检查主要疾病

婚前医学检查是使尚未结婚的男女清楚婚姻与其健康的关系，遗传对其后代的影响。为保障我国民众身体健康素质，促进家庭和谐幸福，男女双方应主动到医疗保健机构进行婚前医学检查。

婚前医学检查的主要疾病包括如下方面。

1. 严重遗传性疾病　指遗传因素先天形成，后代再发风险高，患者部分或全部丧失自主生活能力，医学上认为不宜生育的遗传性疾病。此类患者建议进行遗传咨询，遗传咨询可以对患者所提出的有关遗传方面的问题给予科学的建议与回答。

2. 指定传染病　指《中华人民共和国传染病防治法》中规定的艾滋病、淋病、梅毒、麻风病以及医学上认为影响结婚和生育的其他传染病。

3. 有关精神病　指精神分裂症、躁狂抑郁型精神病及其他重型精神病。

4. 影响婚育的其他有关疾病　如重要脏器（心、肝、肾、肺等）及生殖系统发育障碍或畸形等。

（三）婚前医学意见

围婚期保健医师应综合服务对象的医学检查结果，从有利于本人、对方以及后代健康出发，提出有关婚育的医学建议。并在《婚前医学检查证明》的"医学意见"栏内注明。服务对象则应认真考虑医师的建议，知情选择婚育。

根据《婚前保健工作规范（修订）》规定和要求，医学建议包括如下内容。

1. 建议不宜结婚

（1）双方为直系血亲、三代以内旁系血亲禁止结婚　直系血亲是指以本人为中心垂直上下三代以内的血亲，包括父母、祖父母、外祖父母、子女、孙子女、外孙子女等。旁系血亲是指除直系血亲外，在血缘上和自己同出一源的亲属。三代以内的旁系血亲包括伯、叔、姑、姨、舅、兄弟姐妹、堂兄弟姐妹、表兄弟姐妹、侄儿侄女、外甥、外甥女。这是由于人体内的遗传物质（基因）来自父母双方，父母的遗传基因一代一代向下垂直传递，如果父母一方或双方带有某些致病基因，也同样可以代代相传。近亲结婚，其子女遗传缺陷病比非近亲结婚要高数倍。

（2）医学上认为不宜结婚的疾病　如发现一方或双方为重度、极重度智力低下，不具有婚姻意识能力；重型精神病，在发病期间有攻击危害行为的。因为严重的精神病患者及智力低下者，精神活动不正常，无法对结婚这一复杂的社会行为进行正常的判断，同时生活多不能自理，若双方同病，既无法承担家庭义务，又无能教养子女，他们所生子女患同样疾病的机会也增多，这样更加重了家庭和社会的负担。

2. 建议不宜生育　发现医学上认为不宜生育的严重遗传性疾病或其他重要脏器疾病，以及医学生认为不宜生育的疾病者，医师提出"建议不宜生育"的医学意见。通常情况下，患病者难于接受，多会从疾病是否对对方、后代健康影响的角度向医师询问。医师应该充分理解患者的心情，进行耐心详细的引导和解释。

3. 建议暂缓结婚　发现指定传染病在传染期内、有关精神病在发病期内或其他医学上认为应暂缓结婚的疾病时，医师提出"建议暂缓结婚"。

4. 建议采取医学措施，尊重受检者意愿

（1）对于不在发病期的传染病患者，或传染病病原体携带者，如乙肝病毒携带者、艾滋病病毒携带者等，医生应该指出其具有传染性，并提出采取预防、治疗及其他医学措施的建议，最终尊重受检双方的意愿。

（2）生育时需控制下一代性别者。如 X 连锁隐性疾病的传递规律，为女性携带者可将致病基因传给儿子，患者大多为男性，但男性患者不直接传给儿子。对已知女方为严重的 X 连锁隐性遗传病，如血友病、进行性肌营养不良的基因携带者，若与正常男性婚配，怀孕后应作产前诊断，判定胎儿性别，控制生女而不生男。

（3）影响性功能的生殖器缺陷。如属可以矫治者，应治疗后结婚，如为无法矫治的严重缺陷又不可能生育者，应说明情况。

5. 未发现医学上不宜结婚的情形　经过医学检查，未发现影响婚育的疾病或异常情况。这是绝大部分婚前保健对象的医学检查结果。

三、围婚期健康教育

（一）性保健指导

青年男女婚前应通过各种途径和方法掌握婚育知识及保健措施，在心理生理上做好新婚生活的充分准备。

1. 宣传教育　采取展览、录像、录音、讲座、婚前学校等形式对即将结婚的青年男女进行婚育知识和保健方法的传授。①介绍婚姻法，让他们懂得在婚姻与生育方面应遵守的法律与规定。②进行性生理卫生教育。介绍男女生殖器官的生理与解剖，性生活的生理过程及性生活卫生，以期婚后性生活和谐，预防因不卫生而发生的疾病。③讲解优生优育的重要意义。④讲解疾病与婚育的关系，指导患某些疾病者必须暂缓结婚，应在婚前应进行矫治。

2. 孕前保健知识　婚前保健衔接着青春期和孕前阶段，要告知服务对象适宜的妊娠时机、环境和疾病对后代的影响等孕前保健知识，帮助他们安全受孕，保障后代健康。

3. 生殖健康相关知识　包括基本的性心理、性卫生、性技巧知识，以及孕育健康后代的知识。

（二）新婚生育保健指导

新婚生育保健指导的主要内容主要围绕性生活保健指导进行。新婚期夫妇双方应经常保持生殖器的清洁卫生。月经期严禁性生活，以避免女性生殖道感染及盆腔充血而引起月经过多。妊娠前三个月为避免流产，应尽量避免性生活。妊娠后三个月为避免胎膜早破、早产、宫内感染、子宫出血等并发症，应禁止性生活。产褥期（即产后6～8周）因女性产道尚未复旧也不宜发生性生活。

另外，新婚夫妇婚后想要有计划地生育，可选择合适的避孕措施。新婚夫妇在选择避孕方法时要充分考虑以下几点：第一，不影响内分泌及生育功能，停用后生育功能即能恢复，且不影响后代健康。首选屏障避孕法。第二，使用方法简单易行，不影响性生活。第三，得到男女双方认可，并且都要学会使用。在使用过程中能相互督促及配合。

（三）新婚节育指导

1. 避孕指导 蜜月期间，由于青年男女双方为操办婚事而过度劳累，或应酬宾客喝酒抽烟，或外出旅游等对受孕不利，应避免受孕。

2. 优生优育指导 应对青年男女进行健康教育，介绍受孕影响胎儿教育的因素，以及如何预防不良因素的影响。另外，如妇女双方存在慢性疾病，应引导其积极治疗，指导其选择最佳受孕时机，即双方身体、心理处于最佳状态受孕，尽量避免环境、生活习惯、药物等不利于下一代健康的因素。

3. 不孕问题 结婚一年，没有采取严格的避孕措施而未受孕的夫妇，应及时检查不孕的原因，以便早采取治疗措施。

✎ 练习题

内容回顾　　答案解析

一、选择题

1. 以下哪种情况可以结婚（　　）

  A. 直系血亲或三代以内旁系血亲　　　　B. 男女双方均患有精神分裂症

  C. 肝炎恢复期患者　　　　　　　　　　D. 男女双方均重度智力低下

2. 口服避孕药的女性，应在停药多长时间后受孕比较安全（　　）

  A. 1个月　　　　　　　　　　　　　　B. 3个月

  C. 6个月　　　　　　　　　　　　　　D. 1年

3. 围婚保健不包括（　　）

  A. 婚育保健指导　　　　　　　　　　　B. 异常情况分类指导

  C. 婚前检查　　　　　　　　　　　　　D. 降低孕妇死亡率

4. 婚前检查的常规检查项目不包括（　　）

  A. 血尿常规

  B. 梅毒筛查、血转氨酶和乙肝表面抗原检测

  C. 胸透

  D. 染色体检查

5. 孕前医学检查辅助检查项目不包括（　　）

  A. 血、尿常规及血型　　　　　　　　　B. 肝功、肾功、血糖

  C. 生殖道分泌物　　　　　　　　　　　D. 脑电图

二、思考题

1. 围婚期预防保健的意义是什么？

2. 婚前医学检查中，体格检查主要包括哪些方面？

（王昊宇）

第四节 围生期预防保健

PPT

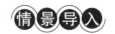

情景： 某女士，28 岁，G_2P_1，现孕 10 周，来社区医院建档并进行首次产前检查。测身高 158cm，体重 72kg。完成产前检查后，孕妇及家属向社区保健室护士咨询有关孕期保健的知识。

思考：

1. 该女士处于孕期的哪个阶段？建议其如何进行产前检查？

2. 作为从事妇幼保健工作的护士，应从哪些方面对该女士进行保健指导？

一、妊娠前期保健

（一）生活与卫生保健指导

1. 制定妊娠计划

（1）选择适宜生育年龄 受孕应该在身心放松的条件下，有准备、有计划地进行，如有正常的性生活且未避孕 12 个月仍未受孕，建议到医院就诊。适宜的生育年龄是女性 24～29 岁，男性 25～35 岁，在此时期夫妇双方都处于精力旺盛、体格强壮。女性 <18 岁或≥35 岁妊娠属于高危因素。女性过早生育，由于母体发育不成熟，妊娠并发症发病概率增加。女性在 35 岁以后生育畸形儿和低能儿的风险明显增高。

（2）生理准备计划 在妊娠之前正确地评价自身的健康状况、衡量自己是否适合妊娠，对优生优育起到至关重要的作用。在疾病病情活动期应该避免受孕，如患有活动性肝炎、活动性肺结核、急性肾炎、甲状腺功能亢进、心肌炎等疾病，待疾病治愈或病情稳定后，在专科医师指导下怀孕。心功能 II 级以上、慢性肾功能不全等患者不宜妊娠。对于患有性病未经过诊治或尚未治愈者，应该转诊至专科评估后再计划受孕。对曾经生育过出生缺陷儿、有过异常妊娠史的家庭，建议进行孕前咨询，评估本次妊娠发生出生缺陷的风险。

（3）调整避孕方式 暂不适宜怀孕的夫妇，需要采取避孕措施，建议采用避孕套避孕。适宜怀孕的夫妇可根据其目前所采用的避孕方法给予指导：口服避孕药避孕的女性，应在停药后改用避孕套避孕至下一个月经周期后再怀孕；使用长效避孕针或采用皮下埋植避孕法避孕人群，建议在停药后 6 个月再怀孕；采用宫内节育器避孕者，应取出节育器 6 个月以后再怀孕。

2. 建立健康的生活方式

（1）均衡营养，膳食平衡 每日摄入足够的优质蛋白质、碳水化合物、维生素、矿物质和适量脂肪。保持适宜的体重，计划妊娠女性不宜减肥，应协助女性制定饮食能量、营养素分配的计划。女性从计划妊娠开始应注意补充叶酸，对预防胎儿神经管畸形有重要意义。培养良好的饮食习惯，注意饮食卫生，食物应洗净烹饪熟后食用，避免食用变质食物。必要时在专业医生指导下增补铁、碘、钙等营养素。

（2）戒烟禁酒 烟草中含有尼古丁、氢氰酸等有害物质，主动吸烟和被动吸烟均会影响胎儿的生长发育，增加早产、流产、死胎和畸形的发生率。建议计划怀孕夫妇双方都要戒烟，避免处于吸烟的环境，减少被动吸烟。酒精对生殖细胞有不良影响，女性酒后受孕及男性大量饮酒会增加胎儿酒精综合征的发生率。同时应减少饮用浓茶、咖啡和可乐等刺激性饮料。

（3）合理运动　通过运动能够提高身体素质，保证身心健康，夫妻双方在计划妊娠期间建议每天进行累计相当于步行 6000 步以上的身体活动，身体条件允许前提下进行 30 分钟中等强度的运动（慢跑、游泳、快走等）。

（二）心理调适

计划妊娠后，夫妇会面临心理、生理、生活等各方面的问题，包括体型、饮食及生活习惯改变、经济负担加重、家务增多等。同时，夫妇因担心胎儿性别及健康状况可引起情绪变化或带来心理问题。应该鼓励备孕夫妇做好充足的思想、物质准备，解除精神压力，维持和谐的家庭关系，保持心理健康，预防心理问题的发生。保健服务者需评估计划妊娠夫妇双方心理及生理上的适应情况，帮助双方及其家人适应这一心理转型时期。

（三）避免接触有害因素

1. 化学因素　砷、铅、甲醛、苯等化学物质可对胚胎产生毒害作用，引起流产、畸形、出生缺陷等。计划妊娠期间应该减少装修材料、油漆、橡胶、塑料加工、化妆品、农药的接触。平时应注意补充维生素 C、维生素 E、钙、铁、蛋白质，有助于减少铅等物质的吸收。

2. 物理因素　噪声、高温、电离辐射等物理因素可影响胚胎发育。长时间处于高噪音环境对人体及胎儿均有负面影响。高温环境可使男性精子质量下降，同时易引起流产、死产、出生缺陷，因此计划妊娠的夫妇应减少高温环境暴露，如电热毯、桑拿、高温作业等。电离辐射可以对孕妇和胎儿产生不良影响，但在安全剂量内一般不会对身体造成明显损伤。孕妇应尽量避免大量接触电离辐射，如必须进行 CT、X 光检查，建议使用铅衣遮盖腹部，并避开早孕期。

3. 生物因素　常见的对胎儿生长发育有影响的病原微生物包括风疹病毒、巨细胞病毒、弓形虫、梅毒螺旋体、乙肝病毒、艾滋病病毒等，应在孕前避免感染，如已感染，应做到早发现早治疗。孕前应做一次 TORCH 检查，明确没有对胎儿有影响的病原微生物感染。风疹和乙肝可在孕前进行计划免疫，以防孕期感染而威胁胎儿健康。猫、狗可传染弓形虫病，孕妇感染弓形虫病会引起流产或胎儿畸形和发育迟缓。因此，家里养有宠物者，在计划受孕时，应在怀孕前半年将宠物寄养出去，避免与宠物直接接触。

4. 药物因素　孕前用药应有明确的指征，应在专科医师指导下合理使用药物。

（四）妊娠前常见疾病的预防

1. 流行性感冒　是由流感病毒引起的一种呼吸道传染性疾病，好发于冬春季节，流感病毒可通过胎盘屏障进入宫腔感染胎儿，可能会引起胎儿畸形。计划妊娠女性可每年在流行季节前接种一次流感疫苗，预防流行性感冒，提高身体免疫力，避免孕早期感染。

2. 牙龈炎　牙龈炎可使病原菌进入血流，引起菌血症，形成血管内膜炎，可影响胎盘功能。孕前应进行一次全面的口腔检查，发现口腔疾病应积极治疗。

3. 生殖道感染　由细菌、病毒、支原体、霉菌、滴虫等多种病原体引起，怀孕后可能会通过生殖道上行感染引起宫内感染从而影响胎儿的生长发育。孕前应进行一次生殖道检查，评估阴道微生态，做到早发现早治疗。

4. 贫血　育龄女性由于素食、减肥、月经过多等原因易发生缺铁性贫血，可导致女性抵抗力下降、不易受孕。孕前多食动物血、肝脏、瘦肉、菠菜、蛋黄、豆类等含铁丰富的食物，并在医生指导下补充铁剂，以预防妊娠期贫血。

5. 乙型病毒性肝炎　人群对乙肝病毒普遍易感，传播方式包括血液传播、母婴垂直传播、性传播、医源性传播。接种乙肝疫苗是预防乙肝病毒感染最有效的方法。因此，未感染乙肝病毒无保护性抗体的妇女或与乙型肝炎患者密切接触者，建议计划妊娠前按照0、1、6的程序接种乙肝疫苗，待乙肝表面抗体呈阳性后妊娠较为安全。

6. 风疹　由风疹病毒感染引起，孕妇感染风疹病毒后临床症状一般较轻，但病毒可通过胎盘屏障感染胎儿，可导致死胎、早产、先天性风疹综合征。接种风疹疫苗可以有效预防风疹。无风疹病毒 IgG 抗体者，建议计划妊娠前接种风疹疫苗，接种后严格避孕3个月后复查抗体。

二、妊娠期保健

（一）产前检查

规范的产前检查能够降低妊娠女性和新生儿并发症的发生率及死亡率、减少出生缺陷，保障母儿安全。妊娠期从末次月经的第一天开始计算，一般约为40周。整个孕期可分为3个时期：<13周称为孕早期；13~27周为孕中期；≥28周为孕晚期。

1. 产前检查的时间　根据我国《孕前和孕期保健指南（2018年）》，目前推荐的产前检查孕周分别是：孕6~13周、14~19周、20~24周、25~28周、29~32周、33~36周、37~41周（每周1次），有高危因素孕产妇，可酌情增加检查次数。《国家公共卫生服务规范（第三版）》建议对辖区内常住的孕产妇至少进行5次健康管理服务，分别在孕13周前、16~20周、21~24周、28~36周、37~40周。

2. 产前检查内容　包括询问病史、身体检查、产科检查、必要的辅助检查。

（1）询问病史

1）年龄　孕妇年龄<18岁或≥35岁为妊娠的高危因素，≥35岁的怀孕女性为高龄孕妇。

2）职业　了解孕妇的工作性质及工作环境，如从事接触有毒物质或放射线等工作，建议调换岗位。

3）本次妊娠过程　了解妊娠早期有无早孕反应、病毒感染、孕期用药；有无阴道流血、头痛、心悸、气短、下肢水肿等症状。

4）推算预产期　月经规律的女性预产期可以根据末次月经时间进行推算。推算方法为从末次月经第一日算起，预产期为末次月经月份减3或加9，日数加7。若孕妇末次月经为农历则换算成公历再推算预产期。有的孕妇记不清末次月经日期或哺乳期受孕，则需要根据孕早期超声检查结果进行推算，有条件的孕妇也可根据早孕期超声检查结果核对预产期。

5）月经史及孕产史　询问初潮年龄、月经周期、末次月经时间。有生育史的女性应了解既往有无难产史、死胎死产史，分娩方式、新生儿情况、有无产后出血史，末次分娩或流产的时间及转归。

6）既往史　了解有无高血压、糖尿病、心脏病、结核病、血液病、肝脏疾病、传染性疾病等，若患病，了解其治疗情况。

7）个人史　了解其生活环境、预防接种情况；有无家庭暴力，家庭关系，丈夫健康状况（有无遗传性疾病等）。

8）家族史　询问孕妇本人家族中有无结核病、高血压、糖尿病、双胎妊娠及其他与遗传相关的疾病。

（2）身体检查

1）身高与体态　首次产前检查时应测量身高，观察孕妇的营养及发育情况。身材矮小者（尤其<145cm）常伴有骨盆狭窄，同时应该注意其步态，了解有无脊柱或下肢畸形。

2）体重　孕妇每次产前检查时均应准确测量体重，评估孕期体重增长是否合理。

3）血压　首次产前检查时应测量孕妇血压作为基础血压。正常妊娠期血压不应超过 140/90mmHg。如果孕妇血压较基础血压升高 30/15mmHg，应严密观察。测量血压时选择水银血压计，孕妇应在安静环境中休息 5~10 分钟再测量。

（3）产科检查

1）早孕期检查　早孕期必须常规进行阴道检查，以确定子宫大小是否与孕周相符，以及孕妇有无生殖道畸形、宫颈息肉、生殖道肿瘤等。阴道分泌物有异常者应作阴道微生态或白带培养，可及时发现真菌、支原体、衣原体等感染。超声检查可以确定是否宫内妊娠、确定胎数，若为多胎，还可判断绒毛膜性。B 超检查时，孕 5~6 周可见胚囊；孕 6~7 周见胚芽和胎心搏动；孕 7~8 周可辨别出胚胎形态；孕 11~13^{+6} 周检测胎儿颈项透明层（NT）及鼻骨可作为胎儿染色体疾病软指标。孕 12 周以后可以在腹部扪及子宫，用多普勒胎心听诊仪可以听到胎心音。

2）中晚孕期检查　中晚孕期产前检查时每次均应进行产科检查，包括测量宫底高度及腹围。测量腹围时用以塑料软尺经脐绕腹 1 周。测量宫底高度时孕妇应排空膀胱，仰卧位，用塑料软尺自耻骨联合上缘中点至子宫底。宫高反映子宫的长度，可以估计胎儿的大小与孕周。

3）腹部检查及骨盆测量　腹部检查及骨盆测量由专科医师在中晚孕期进行检查。主要的检查内容包括四步触诊法、骨盆外测量、骨盆内测量。

（二）生活与卫生保健指导

有性生活史的育龄期女性出现月经推迟、不规则阴道流血、恶心、呕吐等症状均应考虑妊娠的可能，如确诊宫内妊娠，应及时开始孕产期保健。

1. 早孕期保健　早孕期是胚胎或胎儿发育及器官分化的重要阶段，容易受到化学、物理、生物、药物等因素的影响，从而出现胎儿畸形或流产，应注意防病防畸。早孕期保健的主要内容如下。

（1）建立早孕保健卡

1）询问病史　包括年龄、职业、本次妊娠过程、月经婚育史、异常妊娠分娩史、既往史（包括传染病及内外科疾病、手术史、过敏史）、个人史、家族史（如遗传性疾病）。筛查是否属于高危妊娠（包括高龄孕妇、患有心脏病、异常妊娠分娩史、瘢痕子宫等情况）。

2）身体检查　包括体重、身高、血压、心率、甲状腺、心脏、肺、乳房、腹部、脊柱及四肢、妇科及产科检查。确定基础血压及基础体重。

（2）实验室检查　进行血液及尿液筛查，如血常规、血型、凝血功能、尿常规、病毒学检查等。

（3）超声检查　确定并核实孕周，以便日后校正孕周，孕 11~13^{+6} 周进行 NT 检查。

（4）饮食指导

1）饮食清淡，少食多餐　选择易于消化、适口的食物，有利于降低早孕反应，包括各种新鲜蔬菜水果、富含优质蛋白质食物（如大豆制品、鱼、禽、蛋）、各种谷类制品。进食的时间、次数、数量、种类应根据孕妇的食欲及时调整，少食多餐，保证进食量。

2）摄入足量富含碳水化合物的食物　孕早期应保证碳水化合物的摄入量 ≥130g/天，如因早孕反应较重不能正常进食足量碳水化合物应及时就医。

3）摄入富含叶酸食物并补充叶酸　孕早期叶酸缺乏可增加胎儿神经管畸形的发生率。因此，从计划妊娠开始应多摄取富含叶酸的食物，如深绿色蔬菜、豆类及动物肝脏，建议每天补充叶酸 400μg。

（5）生活指导保持室内空气清新，避免病毒感染，患病用药要遵医嘱，以防药物致畸。戒烟、禁酒、戒毒，避免接触有害的化学制剂，避免长期接触放射线。保持心情舒畅，避免精神刺激，作息规律，避免过劳，保证睡眠时间，合理运动。

2. 中孕期保健　中孕期是胎儿生长发育较快的阶段。此阶段应进行中孕期产前诊断，防治妊娠期并发症。中孕期保健的主要内容如下。

（1）记录孕中期检查情况

1）孕妇监护　测量体重、血压。按产前检查计划进行孕妇血清学及尿液检查，分析检查结果，防治妊娠并发症。如孕24～28周进行口服葡萄糖耐量试验（75g OGTT）筛查妊娠期糖尿病。

2）胎儿健康监护　监测胎儿生长发育的各项指标（如宫高、腹围、胎心音、胎儿双顶径等）。孕15～20周进行唐氏筛查，判断胎儿患先天愚型、神经管缺陷的危险系数，如为高危转诊遗传咨询门诊专科就诊。孕20～24周进行胎儿系统超声检查排查畸胎，以确保胎儿在母体腹中健康发育与生长。

知识链接

产前筛查和产前诊断

产前筛查和产前诊断是贯穿于整个孕期的出生缺陷二级预防措施。产前筛查是指在孕早期和孕中期采用由超声、血清学检查和无创产前检测技术组成的各种筛查策略，可以发现非整倍体染色体异常的高风险胎儿。产前筛查实验不是确诊试验，产前筛查结果如果显示高风险或者超声筛查可疑异常，一定要进一步行产前诊断。

所有孕妇在孕期均需产前筛查，主要为检出是否存在胎儿的严重结构畸形或异常，有高危因素的孕妇需要直接做产前诊断。产前筛查包括血清学筛查、无创产前检测技术、超声筛查。血清学筛查在孕15～20周进行，通过测定母血中某些特异性生化指标，计算患者21 - 三体/18 - 三体及开放性神经管畸形的风险值，筛查出高危人群，在临床上常称为唐氏筛查。无创产前检测技术一般在孕12～21周进行，通过检测孕期母体外周血中胎儿游离DNA片段，来评估胎儿常见染色体非整倍体异常风险。目前应用于13 - 三体、18 - 三体和21 - 三体的筛查。超声筛查时间有两次：第一次，孕11～13^{+6}周超声检查NT；第二次，孕20～24周超声排畸，是孕期的两次重要筛查，如果发现异常，需要进一步产前诊断。

产前筛查高危者、孕期羊水过多或过少者、胎儿发育异常或者胎儿有可疑畸形者、孕妇孕早期接触过可能导致胎儿先天缺陷的物质、孕妇有遗传病家族史或不良生育史、孕产期年龄超过35周岁的孕妇，应建议进行产前诊断。产前诊断也称宫内诊断，对出生前的胎儿全面的评估和诊断，为宫内治疗或妊娠去留提供依据。主要操作方法有B超、绒毛穿刺、羊水穿刺、脐带血穿刺。主要诊断方法为细胞遗传学和分子遗传学。

（2）饮食指导

1）饮食多样，增加优质蛋白摄入　注意饮食多样性，适当增加优质蛋白的摄入量。食用新鲜食品，包括新鲜蔬菜水果、淀粉类食物等。避免食用霉变食物、生肉、腌制食品、罐头食品、甲基汞含量较高的鱼类（如鲨鱼、枪鱼），限量饮用咖啡、可乐、茶等含咖啡因的饮品。

2）增加奶制品的摄入　从孕中期开始，孕妇应该每天摄入300～500g牛奶或者相当量的奶制品。

3）食用富含铁的食物　由于妊娠期孕妇血容量增加，血浆增加多于红细胞增加，血液呈稀释状态，出现"生理性贫血"，且需要增加胎儿铁储备，因此孕妇是缺铁性贫血的高发人群。从孕中期开始，需要多食用富含铁剂的食物，每周摄入1～2次动物血或肝脏20～50g，必要时可在专科医师的指导下口服小剂量铁剂。

（3）生活指导　戒烟、戒酒、戒毒，烟酒对胎儿发育的各个时期均有明显的毒性作用，孕妇吸毒可能导致新生儿海洛因撤药综合征、极低体重儿、窒息等。避免食用刺激性食物，如辛辣、寒凉的食物。限量饮用浓茶、咖啡等。在孕中期比较安全时可以适当增加活动量，以避免体重增长过快，同时锻炼肌肉增加身体的韧性。健康孕妇每天应进行不少于30分钟的中等强度身体活动，如孕妇瑜伽、快走、打球、游泳、各种家务劳动等。如有先兆流产、早产史、多胎、前置胎盘等孕妇不能进行孕妇体操。

3. 晚孕期保健　晚孕期是胎儿生长和各器官发育成熟的重要时期。此阶段预防妊娠期并发症、营养补充及胎儿生长发育监测极为重要。孕晚期保健的主要内容如下。

（1）记录晚孕期检查情况

1）孕妇监护　测量体重、血压。分析孕妇血清学、尿液检查结果，防治妊娠并发症（妊娠期高血压疾病、妊娠期糖尿病、胎膜早破、产前出血、胎位异常、早产、妊娠期肝内胆汁淤积症等）。

2）胎儿健康监护　监测胎儿生长发育的各项指标（如宫高、腹围、胎心音、胎儿双顶径等）。

（2）指导孕妇自数胎动　孕 28 周以后在相对安静的环境下，每天早、中、晚各数 1 小时，3 个小时的胎动次数相加后乘以 4，即为 12 个小时的胎动总次数。数胎动时要注意连续运动结束后计算为 1 次，间断后再动又算 1 次，只要感到胎动就算 1 次。正常胎动次数 >30 次/12 小时，<10 次/12 小时或 ≤3 次/小时为异常。胎动通常在晚上较多、较强，孕妇可以在睡前以左侧卧位数 1 小时胎动。

（3）饮食指导　继续增加优质蛋白来源，食用海产品以满足孕妇碘需要。每日饮用 300 ~ 500g 的牛奶。食用富含铁的食物，遵医嘱服用铁剂。补充营养时应注意，每日摄入的碳水化合物、脂肪、蛋白质、矿物质、维生素等既要增加又要平衡。

（4）生活指导　休息时尽量选择左侧卧位，禁烟、禁酒、戒毒，养成良好作息习惯。避免食用刺激性食物，限量饮用浓茶、咖啡等。维持孕产妇体重的适宜增长，孕妇可根据自身条件选择适宜的体育锻炼。保健人员可以帮助孕妇做好分娩前的心理准备，如举办孕妇学校，指导孕妇及其家属掌握妊娠身心保健内容及方法、新生儿照护内容及方法。做好乳房保健，适当增加脂肪摄入，为产后哺乳做准备。

4. 体重管理　孕妇体重增长情况与母儿的近远期健康息息相关。孕妇体重增长过多增加了巨大儿、难产、产伤、妊娠期糖尿病等的风险；孕妇体重增长不足与胎儿生长受限、低出生体重儿、早产儿等不良妊娠结局有关。因此，要重视孕妇体重管理。妊娠早期妇女体重变化不大，可每月测量 1 次，妊娠中晚期应每周测量 1 次体重。

妊娠期间，孕前低体重者（BMI < 18.5kg/m²）建议增加的体重范围是 12.5 ~ 18kg；孕前体重正常者（BMI 18.5 ~ 24.9g/m²）建议增加的体重范围是 11.5 ~ 16kg；孕前体重超重者（BMI 25 ~ 29.9kg/m²）建议增加的体重范围是 7 ~ 11.5kg；孕前肥胖者（BMI ≥ 30kg/m²）建议增加的体重范围是 5 ~ 9kg。

（三）心理调适

1. 早孕期心理特点　育龄期妇女妊娠后，因妊娠后生理变化会引起一系列临床表现，如尿频、恶心、呕吐、便秘等。同时，妊娠事件作为强烈的应激源可以使得孕妇在早孕期出现焦虑、强迫、恐惧、敌对等心理问题。如孕妇因早孕反应导致进食减少，担心饮食量不足、营养素不足影响胎儿生长发育。保健人员要从科学、专业的角度对孕妇进行健康教育，以缓解其心理问题。如正确认识早孕反应，从某种角度上讲，早孕反应可以避免孕妇摄入过多的有害物质，对胚胎进行了保护；同时早孕期孕妇体重增加不明显，此阶段营养物质需求量少，保证膳食平衡、补充叶酸则可满足胚胎需要。

2. 中孕期心理特点　孕中期孕妇对于妊娠导致的生理、心理变化逐渐适应，情绪较稳定。尤其在孕 18 ~ 20 周，孕妇可自觉胎动，感受到新生命的存在，增加母胎的情感交流。但是由于胎儿生长发育迅速，对营养需求大，同时子宫体积随之增大，孕妇各器官的负荷增加可能会出现病理改变，引起妊娠期并发症，导致孕妇出现焦虑。保健人员要监测孕妇的各项指标，如出现异常及时转诊专科就诊，早发现早治疗。

3. 晚孕期心理特点　孕晚期母体各器官的负荷达到顶峰，孕妇的心理负担也随之加重，容易出现情绪不稳定。同时即将面对分娩，对婴儿的性别、婴儿健康情况及有无出生缺陷、分娩方式、新生儿照护等表现出紧张、焦虑等心理问题。保健工作者应举办孕妇学校，指导孕产妇及其家属了解妇女妊娠及分娩的生理、心理变化，以及妊娠期、分娩期、新生儿保健内容及方法。

（四）妊娠期常见症状的处理

妊娠期由于胎儿生长发育需要，母体各系统和器官都会发生适应性变化，可能会引起与妊娠相关的症状，其治疗原则主要是对症处理。

1. 消化系统症状　孕早期约半数的妇女在孕 6 周会出现晨起呕吐、偏食、恶心、食欲差等症状，可给予口服维生素 B_6 10～20mg，每日 3 次。如孕妇仅表现为消化不良，可给予口服维生素 B_1 20mg、干酵母 3 片及胃蛋白酶 0.3g，每天 3 次。如孕妇症状严重，出现持续的恶心、呕吐，引起酮症酸中毒、水电解质紊乱，则需要住院治疗者。

2. 贫血　由于胎儿生长发育及储备铁需要，孕妇在妊娠后半期对铁需求量增多，饮食补充已经不能满足需要，应当适时补充铁剂。孕妇未诊断为贫血，但血清铁蛋白 <30μg/L，应补充元素铁 60mg/d；如已明确诊断为缺铁性贫血，应补充元素铁 100～200mg/d。

3. 腰背痛　孕期胎盘分泌松弛素，使骨盆韧带及椎间关节、韧带松弛，增大的子宫向前突，使躯体重心后移，腰椎向前突使背伸肌处于持续紧张状态，常引起孕妇轻微腰背痛。若腰背痛明显甚至活动受限，应及时查找原因，按病因治疗。必要时卧床休息、局部热敷及药物治疗。

4. 下肢及外阴静脉曲张　由于妊娠期盆腔血流分布增多，右旋增大的子宫会压迫右侧下腔静脉，导致血液回流受阻，故孕晚期长时间站立可能出现下肢及外阴静脉曲张。妊娠末期孕妇应尽量避免长时间站立，穿有压力梯度的弹力袜，晚间睡眠时适当垫高下肢利于静脉回流。分娩时需防止外阴部曲张的静脉破裂。

5. 下肢肌肉痉挛　是孕妇缺钙表现。应补充钙剂，600～1500mg/d。

6. 下肢水肿　孕晚期，孕妇常出现踝部及小腿下半部轻度水肿，经休息后消退，属正常现象。若下肢水肿明显，经休息后不消退，应警惕妊娠期高血压疾病、肾脏疾病或其他合并症，建议专科就诊查明病因及早治疗。

7. 痔疮　由于增大子宫的压迫和腹压增高，使痔静脉回流受阻和压力增高，导致痔静脉曲张，导致孕妇于孕晚期出现痔疮或原有痔疮明显加重。指导孕妇多吃富含纤维的新鲜蔬菜，少吃辛辣食物，必要时可服用缓泻剂软化大便，纠正便秘。

8. 便秘　孕期肠蠕动减弱，孕妇运动量减少，粪便停留在大肠时间延长，易出现便秘。应养成每天按时排便的良好习惯，多吃纤维素含量高的新鲜蔬菜和水果，必要时口服缓泻剂（如乳果糖），慎用开塞露、甘油栓，禁用硫酸镁或者灌肠治疗，以免引起流产或早产。

9. 仰卧位低血压　孕晚期孕妇若较长时间取仰卧姿势，由于增大的子宫压迫下腔静脉，使回心血量及心排出量减少，出现低血压。此时若改为侧卧姿势使下腔静脉血流通畅，血压迅即恢复正常。

三、分娩期保健

分娩期保健是整个妊娠安全的关键，其保健要点是"五防、一加强"。五防：防感染、防滞产、防产伤、防出血、防窒息。一加强：加强对高危妊娠的产时监护和产程处理。分娩期应当对孕产妇的健康情况进行全面了解及评估，加强母胎监护积极预防和处理分娩期并发症。推行孕期保健、住院分娩、科学接产，及时发现分娩过程中异常，保障母婴安全。分娩全过程称为总产程，是指从规律宫缩开始至胎儿、胎盘娩出的全过程，临床上将其分为三个产程：第一产程、第二产程、第三产程。

（一）第一产程保健

第一产程又称宫颈扩张期，指从规律宫缩开始到宫颈口开全。第一产程分为潜伏期和活跃期，潜伏期初产妇不超过20小时，经产妇不超过14小时；活跃期宫口扩张速度应≥0.5cm/h。

1. 生活指导

（1）分娩环境　帮助产妇在舒适安静的环境待产，保持空气清新，温度及湿度适宜，鼓励家属陪伴。

（2）饮食指导　在没有高危因素情况下，第一产程不限制饮食，根据孕妇意愿鼓励适量摄入易消化食物，建议适量补充清亮液体，摄入充足水分，以保证产妇体力。

（3）合理运动　第一产程早期尽可能鼓励产妇多走动、缩短产程。临产后，指导孕妇采取舒适体位。若宫缩不强且未破膜，鼓励孕妇下床活动，更利于产程的进展。如有胎膜已破、异常出血、合并先兆子痫、合并心脏病等情况，告知产妇卧床休息。

（4）排尿排便临产后，鼓励孕妇每2~4小时排尿1次，以防因膀胱充盈影响宫缩及胎先露下降。产妇如有便意应先检查宫口扩张程度，如厕需专人陪同，指导产妇不要长时间屏气用力排便。

2. 母胎监护及预防感染　进行阴道检查、人工破膜等操作时严格无菌操作。如破膜超过12小时应遵医嘱预防性应用抗生素，同时尽量避免频繁阴道检查，以防感染。严密观察产程进展，正确绘制和应用产程图，及早发现产程的异常并及时处理。产程中密切监护胎儿，在宫缩间期进行胎心音听诊，随产程进展适当增加听诊次数。一旦发现胎儿窘迫，如晚期减速，及时诊治。

3. 鼓励孕妇主动参与分娩　理解产妇分娩过程中的焦虑、恐惧心理，承认孕妇在分娩过程中的主动地位与作用，及时提供产程进展信息，鼓励孕妇主动参与分娩，增强自然分娩的信心。

4. 分娩镇痛　分为非药物性镇痛和药物性镇痛。非药物性镇痛包括呼吸技术、导乐陪伴分娩、水中分娩、音乐疗法等。药物性镇痛由麻醉科医师在分娩过程中提供的镇痛技术和生命体征监测，为母婴提供安全、舒适的分娩条件。首选的药物性镇痛方法为椎管内阻滞。

（二）第二产程保健

第二产程又称胎儿娩出期，指从宫口开全至胎儿娩出。未实施硬膜外麻醉者，初产妇最长不应超过3小时，经产妇不应超过2小时；实施硬膜外麻醉镇痛者，可在此基础上延长1小时。

1. 生活指导　第二产程应有专科医护人员全程陪伴。不限制饮食，宫缩间歇鼓励摄入流质、半流质食物或液体。及时排空膀胱。有条件的鼓励家属持续陪伴。

2. 分娩指导

（1）指导分娩体位　屈膝半卧位是最常见的分娩体位。在母胎良好、尊重产妇意愿的情况下，可鼓励采取自由体位分娩，包括坐位、站位、蹲位等，可提供分娩球等支持性工具。无论选择何种体位，均应以有利于胎头下降、提高产妇舒适度、确保分娩安全为原则。

（2）指导产妇用力　正确使用腹压是缩短第二产程的关键。在胎儿监护正常、孕妇状态良好的情况下，推荐产妇在有向下屏气用力的感觉后再指导用力。用力方法：产妇双足蹬在产床上，两手握住产床把手，如解大便样向下用力。每次宫缩时，先吸气后屏气，然后紧闭双唇和声门向下用力，持续5~7秒，反复3~4次，宫缩间歇产妇自由呼吸全身放松，安静休息，下次宫缩再行屏气，以加速产程进展。

（3）产程监护　第二产程仍要密切监测胎心，建议每次宫缩过后或每5分钟监测一次，或者使用连续电子胎心监护。若发现胎心异常，应立即综合评估，尽快结束分娩。观察产妇宫缩，宫缩的质量与第二产程时限密切相关，必要时可遵医嘱给予缩宫素加强宫缩。每隔1小时或者有异常情况时行阴道检查，评估产程进展情况，以排除异常，操作时严格无菌操作。

（4）接产准备　初产妇胎头拨露3~4cm、经产妇宫口近开全、会阴膨隆紧张时，应做好接产准备工作。外阴常规消毒，接产者按要求洗手、戴手套、穿手术衣，准备接产。分娩过程中，接产者评估是否需行会阴切开术，保护会阴，协助娩出胎儿。

（三）第三产程保健

第三产程又称胎盘娩出期，指从胎儿娩出到胎盘娩出。一般5~15分钟，不超过30分钟。

1. 预防产后出血及感染　胎肩娩出后应遵医嘱立即注射缩宫素10~20U，预防产后出血。胎盘、胎膜娩出后检查其完整性，判断是否有副胎盘。由接产者检查产妇软产道是否裂伤，如有裂伤及时缝合。对产程长、破膜时间久及手术产者，应遵医嘱给予抗生素预防感染。

2. 预防新生儿窒息　新生儿娩出后置于辐射台上擦干、保暖，及时清理呼吸道。对新生儿进行Apgar评分，如新生儿出现窒息及时抢救。所有助产人员及新生儿科医师均应当熟练掌握"新生儿复苏"这一技术，在分娩过程中发现有胎儿窘迫，应提前准备好新生儿抢救器械。

四、产褥期保健

产褥期是从胎盘娩出至产妇全身各器官除乳腺外恢复至正常未孕状态所需的一段时期，一般为6周。产褥期保健的目的是防止产后出血、感染、中暑、抑郁等并发症发生。产后访视是由社区医疗保健人员在产妇出院后3天及产后14天、28天分别做3次家庭访视，了解产妇及新生儿健康状况并提供护理。家庭分娩的产妇应于新生儿出生后尽快到医疗机构接受保健服务。

（一）生活与卫生保健指导

1. 饮食起居　建议产妇在空气清新、通风良好、舒适安静的环境休息，保证足够的睡眠。合理饮食，食物应富含营养、足够热量和水分。哺乳产妇多摄入蛋白质和汤汁食物，适当补充维生素和铁剂，推荐补充铁剂3个月。保持身体清洁，衣着应宽大透气。

2. 合理运动　鼓励产妇尽早活动。阴道自然分娩者，回病房后产妇即可在床上适当活动，产后6~12小时下床轻微活动，产后第2天在室内随意活动。会阴切开或剖宫产的产妇可适当推迟下床活动时间。

3. 产后康复锻炼　产后盆底肌锻炼可以促进局部血液循环、加快伤口愈合、重建盆底肌肉张力，降低产后压力性尿失禁，改善性功能。产妇在床上或坐在椅子上均可进行收缩会阴肌肉、提升盆底、保持收缩状态的运动。每次训练10组，每组重复收缩和放松盆底5~10分钟，每天2~3次以上，重复训练。产后康复锻炼的运动量应循序渐进。

4. 计划生育指导　产后42天内禁止性生活。恢复性生活后应采取避孕措施，哺乳者以工具避孕为宜，不哺乳者可选用药物避孕。

5. 产后检查　包括产后访视和产后健康检查两部分。

（1）产后访视　产妇出院后，社区医疗保健人员应在出院后3天、产后14天和产后28天分别做3次产后访视，了解产妇及新生儿健康状况，内容包括：了解产妇饮食、睡眠、大小便、精神等一般状况；测量血压、体温；检查乳房，了解哺乳情况；观察子宫复旧及恶露；观察会阴切口、剖宫产腹部切口；了解产妇心理状况。若发现异常，应及时给予指导。

（2）产后健康检查　产后42天，产妇应到医院进行全身检查及妇科检查。全身检查包括测血压、脉搏，查血、尿常规，了解哺乳情况，若有内外科合并症或产科并发症等应作相应检查；妇科检查包括观察盆腔内生殖器是否已恢复至非孕状态。同时应对婴儿进行检查。

6. 新生儿保健　见第一章第二节。

（二）心理调适

产妇在产褥期要面临初为人母的情绪调整、家庭关系改变、经济压力增加、家庭及社会支持系统的需求等，因此，产妇心理往往处于脆弱和不稳定状态。产褥期妇女的心理调适表现在两方面：确立家长与孩子的关系，承担母亲角色的责任。美国心理学家 Rubin 在 1977 年的研究结果认为，产褥期妇女的心理调适过程一般经历以下 3 个时期。

1. 依赖期　产后前 3 天。此阶段由于新生儿诞生，产妇面临对新角色适应的问题。产妇喜欢表达对孩子的关心，谈论自己妊娠和分娩的感受。同时因生产身体虚弱，很多需要通过别人来满足，如喂奶、沐浴等。良好的妊娠和分娩经历、满意的产后休息、丰富的营养、早期且较多地母婴皮肤接触与交流，有助于产妇顺利进入第二期。

2. 依赖独立期　产后 3 ~ 14 天。此阶段产妇逐渐将注意力转移到孩子身上，开始接受、关注孩子，认识到母亲的责任和义务，主动照顾新生儿，期待胜任母亲的角色。但是产妇产后因激素水平变化导致感情脆弱；同时家人将部分关爱给予孩子，部分产妇感到家人的关爱减少，加上痛苦的妊娠和分娩过程等因素，容易产生抑郁情绪，严重者表现为哭泣、对周围漠不关心、拒绝哺乳和护理新生儿等。保健人员应加强健康教育，指导新生儿护理技术，鼓励产妇交流，家庭成员加倍关心产妇、参与新生儿护理。

3. 独立期　产后 2 周至 1 个月。产妇成功进行角色转变，夫妇开始逐渐适应新的家庭生活。但是，产妇及丈夫会出现兴趣与需要、事业与家庭间的矛盾，哺育孩子、承担家务及维持夫妻关系等各种角色的矛盾，家庭成员之间应该相互关心、相互支持。

（三）产褥期常见疾病的预防

1. 产褥感染　指妊娠及产褥期生殖道受病原体侵袭，引起局部或全身感染，产妇表现为发热、疼痛、异常恶露。保健人员应加强卫生宣传，产妇临产前 2 个月避免性生活及盆浴，加强营养，增强体质，保持外阴清洁。

2. 晚期产后出血　指分娩 24 小时后，在产褥期内发生的子宫大量出血，产妇表现为阴道流血、子宫复旧不良，常合并感染。主要由胎盘、胎膜残留、子宫切口复旧不良等引起。因此，产后检查胎盘胎膜完整性、剖宫产选择合理切口位置、严格无菌操作等均可预防其发生。

3. 产褥期抑郁症　表现为产褥期持续和严重的情绪低落、自我评价降低，严重者有自杀或杀婴倾向，通常在产后 2 周内出现症状。保健人员及家庭成员应该加强对孕产妇的精神关怀。产前可利用孕妇学校等多种途径宣传普及有关妊娠、分娩知识，提高自我保健能力。分娩期多加关心和爱护，进行心理疏导。产后及时向产妇及家属传授育婴知识，指导母乳喂养。

✏️ **练习题**

内容回顾　　答案解析

一、选择题

1. 为预防胎儿发生神经管畸形，孕期应补充叶酸，开始补充的时间应在（　）

　　A. 孕前 3 个月　　　　　　B. 孕后 1 个月　　　　　　C. 孕后 2 个月

　　D. 孕后 3 个月　　　　　　E. 分娩前 1 个月

2. 孕前保健的目的是（　）

　　A. 了解婚配是否影响胎儿健康

　　B. 筛查妊娠危险因素

　　C. 遗传性疾病的产前检查

　　D. 选择适宜的受孕时机

　　E. 选择适宜的妊娠季节

3. 预产期（公历）的正确推算方法是（　　）

    A. 末次月经第 1 日起，月份减 7 或加 9，日期加 3

    B. 末次月经第 1 日起，月份减 9 或加 3，日期加 15

    C. 末次月经第 1 日起，月份减 3 或加 9，日期加 15

    D. 末次月经第 1 日起，月份减 9 或加 3，日期加 7

    E. 末次月经第 1 日起，月份减 3 或加 9，日期加 7

4. 关于分娩期保健"五防"的描述，不正确的是（　　）

    A. 防滞产　　　　　　　B. 防脱水　　　　　　　C. 防感染

    D. 防产伤　　　　　　　E. 防出血

5. 产后访视的时间是（　　）

    A. 出院后 3 天内

    B. 出院后 3 天内，产后 14 天和 28 天

    C. 出院后 2 天内，产后 7 天和 28 天

    D. 出院后 3 天内，产后 7 天和 14 天

    E. 出院后 3 天内，产后 14 天

二、思考题

1. 简述指导孕妇自测胎动的方法。

2. 简述产后访视的内容。

（石雅莉）

PPT

第五节　围绝经期预防保健

情景导入

情景：刘女士，50 岁，近半年来自觉潮热、出汗加重。1 年前无明显诱因出现月经周期延长，为 45～90 天，继而出现颈部、颜面部发热，随后出汗的症状，每日 3～5 次。近半年来症状较前有所加重，每日可达 10 余次，今日到社区妇幼保健门诊进行咨询。

思考：

1. 该女士处于什么时期？出现上述症状最可能的原因是什么？

2. 作为从事妇幼保健工作的护士，在对患者做健康教育时要注意什么？

一、概述

（一）定义

随着人均寿命的延长，老年人口比例逐渐增加。围绝经期是妇女进入老年期前的过渡阶段，此阶段女性的生理、心理将经历较大变化，重视围绝经期保健，有助于妇女能平稳地渡过这一时期，预防疾病发生，提高晚年生活质量。晚年的生活质量的提高对维护家庭和谐、减轻家庭和社会负担、促进社会和谐发展有重要意义。

1. 绝经过渡期 是指从开始出现绝经趋势直至最后一次月经的时期，一般开始于 40 岁，历时长短不一，短至 1～2 年，长至 10 余年。此期卵巢功能逐渐衰退，卵泡数明显减少，月经不规律。最终由于卵巢内卵泡自然耗竭，导致卵巢功能衰竭。绝经过渡期又分为绝经过渡期早期和绝经过渡期晚期。进入绝经过渡期早期的标志是 40 岁以上的妇女在 10 个月之内发生两次相邻月经周期长度的变化大于 7 天；进入绝经过渡期晚期的标志是月经周期长度超过原月经周期 2 倍以上。

2. 绝经 指女性一生中最后一次月经，分为自然绝经和人工绝经。自然绝经指卵巢功能衰竭以至月经最终停止，当停经达到或超过 12 个月，认为绝经，为回顾性诊断。我国女性自然绝经平均年龄为 50 岁。人工绝经指两侧卵巢经手术切除或放射线照射等所致的绝经。

3. 绝经后期 指绝经后的生命时期。一般女性在 60 岁以后机体逐渐老化进入老年期，此阶段卵巢功能已经完全衰竭。

4. 围绝经期 指从卵巢功能开始衰退直至绝经后 1 年内的时期，既往称为"更年期"。此期由于雌激素水平降低，可出现血管舒缩障碍和神经精神症状，表现为潮热、出汗、情绪不稳定、不安、抑郁或烦躁、失眠等，称为绝经综合征。

（二）生理变化

1. 内分泌系统 卵巢因功能逐渐衰竭，不能合成足够的雌激素和孕激素。在进入绝经过渡期后，随着卵巢的减少和发育不良，雌激素水平急剧下降，绝经后维持在很低的水平。因卵泡发育不全，导致无排卵性，孕激素水平低。雄激素水平亦在下降。

2. 生殖系统 生殖器官由于缺乏雌激素而逐渐萎缩。阴道上皮萎缩，酸度不足，可出现老年性阴道炎。宫颈管内膜萎缩，子宫内膜变薄，可出现老年性子宫内膜炎。骨盆底肌肉、韧带和筋膜也同时出现退化，可能导致子宫脱垂、膀胱膨出和直肠膨出，出现漏尿等症状。

3. 神经系统 围绝经期妇女内分泌发生巨大改变，体内多种内分泌相互影响，出现自主神经系统功能失调的现象。最明显的是潮热、出汗、心悸、晕眩等。

4. 循环系统 雌激素对心血管有保护作用，随着雌激素降低，保护作用消失，易出现血压不稳定。雌激素具有促进胆固醇下降和排泄的作用，此阶段可以出现动脉血管壁脂质沉积，逐渐发生血管腔狭窄、动脉硬化，60 岁以后女性冠心病、脑卒中的风险增加。

5. 呼吸系统 肺泡和小支气管的口径随年龄的增长而扩大，肺血管数目随年龄减少，肺泡间质纤维量增加，肺活量减小，肺通气换气功能下降。

6. 消化系统 基础代谢率 30 岁以后平均每年以 0.5% 的速度下降，50 岁以后消化液减少，消化能力比年轻时下降 2/3。由于代谢能力下降，胰岛素的分泌减少，2 型糖尿病的发病危险升高。血脂的调节能力下降，如不注意控制饮食，易出现高脂血症。高血糖和高脂血症都是心血管疾病的危险因素。

7. 泌尿系统 尿道黏膜萎缩变薄，可能出现尿道黏膜脱垂。由于阴道的萎缩，任何阴道操作或性行为可能增加对尿道的压力，易发生排尿不适、尿频和感染。

8. 运动系统 绝经后雌激素水平下降，导致骨吸收大于骨形成，引起骨质疏松，易发生骨折。皮肤失去弹性，干燥、粗糙、多屑，头发脱落和稀疏，甚至因雄激素相对增多而出现胡须。牙齿开始松动甚至脱落，提示骨骼骨质健康状况不佳。

9. 第二性征 妇女进入围绝经期后，乳房松弛下垂，声音变得低沉；体型也发生变化，腰围增大，常呈向心性肥胖。

（三）心理特点

雌激素对大脑神经递质有积极影响，随雌激素下降，中枢神经系统多种神经介质发生改变，导致神经系统出现不稳定现象，因此围绝经期女性心理上发生一些变化。正确认识围绝经期出现的心理变化，保持乐观和情绪稳定，是顺利度过围绝经期最重要的心理条件。此阶段的心理特点如下。

1. 情绪不稳定　由于个体差异，其表现呈多样化。有的沉默寡言、脾气偏；有的絮絮叨叨、爱抱怨；有的缺乏自信、胆怯、不敢独自出门；有的烦躁、易发怒。在负性生活事件（如丧偶、独居、生病等）刺激下可能诱发围绝经期抑郁症。

2. 心理敏感性　对待事物可能变得多疑、猜忌，遇事易产生多种联系。如身体不适，会联想到患重病甚至绝症，增加焦虑或抑郁情绪。有的怕看病；有的反复就诊，疑心医生对她隐瞒病情。在人际交流中也容易引起误会，影响社会适应能力。

3. 性心理障碍　由于此阶段出现月经紊乱、阴道炎、性交疼痛等问题，导致性功能异常，妇女对此产生消极性，甚至误认为围绝经期就是性能力和性生活的中止期。容易造成夫妻间相互冷漠、疏远，妇女情绪变坏。

围绝经期妇女容易出现焦虑、紧张等心理问题，保健人员要指导其心理平衡：注意劳逸结合，做到张弛有度；学会正确对待各种矛盾冲突；要以乐观的态度对待身体上出现的暂时性的不适，自感烦躁、抑郁时，要进行自我调节、自我疏导。有明显的围绝经期综合征的症状与思想顾虑较多者，需接受心理卫生咨询，及早排除心理障碍。

二、临床表现

（一）血管舒缩症状

主要表现为潮热，由于血管舒缩功能不稳定引起，是围绝经期最典型的症状。其特点是反复出现短暂的面部、颈部及胸部皮肤阵阵发红，伴有轰热，继之出汗，一般持续 1~3 分钟。轻者每天发作数次，严重者十余次或更多，在夜间或应激状态易发作。该症状可持续 1~2 年，有时长达 5 年或更长。潮热严重时可影响妇女的睡眠，甚至工作和生活，此时需要激素替代治疗。

（二）神经精神症状

1. 情绪不稳定　围绝经期妇女或多或少会出现自主神经功能紊乱，表现为心悸、眩晕、头痛、失眠、耳鸣等自主神经失调症状。同时，此阶段妇女情绪波动大，表现为紧张、焦虑不安、易激动、易怒、情绪低落、抑郁、不能自我控制、爱哭等情绪症状。

2. 记忆力减退　部分女性出现记忆力减退，以近时记忆减退为特点；注意力也常不能集中，不易集中思想，有时思维不连贯或思维中断；有时做事也中断，不知该干什么。思维迟钝或喜欢回忆生活中一些不愉快的事。

（三）月经改变

1. 功能失调性子宫出血　月经紊乱是围绝经期女性较早出现的症状，主要原因为排卵障碍，需排除生殖器官器质性病变。进入围绝经期后，随着卵巢功能的衰退，黄体功能不足，孕激素相对不足，卵泡发育不全，常为无排卵性月经。因此，此阶段妇女月经周期缩短，一段时间后周期不规则，可 2~3 个月来潮 1 次或 1 个月来潮 2 次，出血量时多时少，经期时间长短不一，可持续 2~3 天或 10 多天。此阶段异常子宫出血属于绝经相关疾病，如围绝经期妇女出现异常子宫出血，应及时就诊，必要时诊断性刮宫，警惕子宫内膜恶性病变。

2. 绝经　当卵巢分泌的性激素减少到不能促使子宫内膜生长时，子宫内膜菲薄，表现为绝经。确认绝经是回顾性的，当月经停止 12 个月以后才可以认为是真正绝经，1 年前的那次月经才能够定义为最终月经。绝经年龄可受遗传、营养、居住地区的海拔高度、嗜烟等因素的影响。

(四) 骨质疏松

骨质疏松症是一种骨质代谢异常的疾病。女性从 35 岁后开始进入骨代谢负平衡，绝经后雌激素水平急剧下降，骨转换增加，骨吸收大于骨形成，因而骨量逐渐减少。其骨量减少的程度与雌激素在体内的水平有关。本病的主要病理变化包括骨膜下皮质变薄，内层松质骨的骨小梁变细断裂，使骨小梁间的孔隙增多，以致骨质疏松而容易发生骨折。如绝经后女性跌跤后常引起股骨颈、腕骨、脊柱等部位骨折。围绝经期妇女每年骨质的平均丢失率达 1% ~3% 或更多，使发生骨折危险性增高，同时骨折的并发症可致残或危及生命。药物治疗能阻止骨质的进一步丢失，但不能使已断裂的骨小梁结构恢复正常，故预防比治疗更为重要。

(五) 心血管症状

1. 血压波动　此阶段血压特点是以收缩压升高为主，具有明显的波动性，波动时常伴有潮热发生。由于雌激素水平降低，对心血管的保护作用消失，心血管的功能渐渐减退，自主神经系统功能不稳定，体温调节中枢受影响，对血压的反射性调整能力减退，容易出现血压不稳定、体位性低血压，下蹲之后突然站立时，可出现头晕、眼前发黑、晕倒的现象。

2. 假性心绞痛　女性可表现为自觉心慌、心前区闷压感等症状，行心电图检查显示正常。发作与体力劳动无关，服用硝酸甘油不能缓解，但用雌激素补充疗法治疗 24 小时后，症状可缓解。

3. 心血管疾病风险增加　雌激素影响脂代谢导致高密度脂蛋白下降，动脉血管壁出现脂质沉积，出现动脉硬化，易发生冠心病、心肌梗死、脑卒中。

(六) 阿尔茨海默病

围绝经期女性因激素和环境因素出现记忆力减退、注意力不集中，短期记忆减退，严重者可以逐渐演变为阿尔茨海默病。表现为知觉迟钝，动作缓慢，认知能力减退，定向能力减退。

三、预防保健

围绝经期保健以促进围绝经期妇女身心健康为目标。此期保健的主要内容包括：合理安排生活起居，注意锻炼身体与休息；加强营养，重视蛋白质、维生素、矿物质的补充；注意卫生及心理方面的指导；防治绝经过渡期月经失调，重视绝经后阴道流血及肿瘤筛查，防治子宫颈癌和子宫内膜癌。建议每年进行 1 次妇科常见疾病及肿瘤的筛查；若妇女出现月经失调或停经超过半年以上，应进行避孕指导直至月经停止 12 个月，首选男用避孕套避孕，年龄超过 45 岁的妇女一般不用口服避孕药或注射避孕针，原来采用宫内节育器避孕无不良反应者可继续使用，绝经后半年取出。必要时遵医嘱进行性激素补充治疗，以利身心健康，提高生命质量。

🔗 **知识链接** --

两癌筛查

宫颈癌是一种病因明确，通过筛查可采取措施，有效阻止其发生的恶性肿瘤，通过预防可将其发病率降低 50% ~60%。宫颈癌的发病率与病死率均较高，居全球常见恶性肿瘤第四位；是可以通过早期筛查、早期发现、早期预防的癌症。

乳腺癌是一种临床常见的女性恶性肿瘤，全球及我国乳腺癌的发病率已跃居女性恶性肿瘤的首位，且患者发病年龄呈年轻化的趋势。同时，它又是"看得见，摸得着"的癌症，早期患者的 5 年生存率可达 93%。因此要想尽早发现宫颈癌及乳腺癌，就要借助医务人员的帮助，定期进行检查。

针对以上两种疾病，2019 年国家公共卫生服务项目新纳入了农村妇女"两癌"筛查项目，2022 年筛查服务对象范围由以往的农村适龄妇女扩大为城乡适龄（35~64周岁）妇女。其工作目标：宫颈癌早诊率达到90%以上，乳腺癌早诊率达到60%以上。对检查异常/可疑病例的随访管理率达到95%以上。

两癌筛查中，宫颈癌筛查包括妇科检查、白带常规检查、宫颈脱落细胞巴氏筛查；乳腺癌筛查包括乳腺临床检查、乳腺彩超。两癌筛查项目对适龄妇女一般是免费的，初筛结果异常需缴费进行下一步筛查。检查时需要避开妊娠期、哺乳期。宫颈癌筛查在月经干净3天后检查，检查前3天避免性生活、阴道冲洗上药；乳腺癌筛查时间最好选择在月经周期的9~11天；绝经妇女可以选择任何时间进行筛查。两癌筛查周期是每2~3年一次。

（一）饮食疗法

合理调整营养和培养良好的饮食习惯，有利于代谢平衡，预防代谢综合征。

1. 此阶段新陈代谢需求降低，雌激素水平下降对体内脂代谢、糖代谢等产生影响，因此饮食要注意低糖、低脂肪、低盐，多吃粗粮。反对暴饮暴食。一日三餐定时定量，少吃零食，多食用植物脂肪，少吃动物脂肪。

2. 因卵巢功能衰退，内分泌功能紊乱，除加强锻炼外，应注意增加营养，多吃富含钙、磷、维生素的食品。为预防骨质疏松症，绝经后女性若未行激素治疗，应每日摄入钙量为1000mg。

3. 不宜食用辛辣刺激食物，如辣椒、烟酒等；多吃富含膳食纤维的绿色蔬菜，保持大便通畅。

（二）运动疗法

长期适当运动有利于预防骨质疏松症，增强围绝经期妇女的肺功能，有利于脂代谢，提高免疫力。注重户外锻炼，定期体育锻炼。至少每周坚持锻炼3次及以上，每次超过30分钟，如户外散步、打太极拳、健身操、舞蹈、慢跑等。锻炼强度以锻炼完成后有微微出汗，心率略增加，约在原来心率基础上增加10%左右。应针对自身条件制定运动方案，循序渐进、持之以恒。有研究表明，规律运动可以降低总的死亡率和由心血管疾病引起的死亡率；经常参加运动者的身体情况、代谢平衡、肌肉力量、认知度以及生命质量更好，并且心脑血管不良事件、卒中、骨折以及乳腺癌的发生率可显著降低。

（三）物理疗法

围绝经期物理治疗主要对神经内分泌系统起调节作用，有助于紊乱的自主神经功能恢复正常。针灸、隔药饼灸、穴位埋线、耳穴贴压等方法，治疗更年期综合征效果显著，且操作简单，减轻了长期服药的弊端。临床治疗以针刺及耳穴贴压为主，具有很好的镇静安神、止痛等效果。

（四）药物疗法

1. 激素补充治疗 有适应证且无禁忌证时选用。

（1）适应证

1）绝经相关症状 盗汗、潮热、疲倦、睡眠障碍、情绪障碍（易激动、焦虑、烦躁、紧张或情绪低落等）。

2）泌尿生殖道萎缩相关的问题 阴道干涩、疼痛、性交痛、反复发作的阴道炎、排尿困难、反复泌尿系统感染、夜尿多、尿频和尿急。

3）低骨量及骨质疏松症 有骨质疏松症的危险因素（如低骨量）及绝经后期骨质疏松症。

（2）禁忌证 已知或可疑妊娠、原因不明的阴道流血、已知或可疑患有乳腺癌、已知或可疑患有性激素依赖性恶性肿瘤、最近6个月内患有活动性静脉或动脉血栓栓塞性疾病、严重肝及肾功能障碍、血卟啉症、耳硬化症、脑膜瘤（禁用孕激素）等。

（3）慎用情况 非禁忌证，应用前和应用过程中，应咨询由专科医师。慎用情况包括：子宫肌瘤、子宫内膜异位症、子宫内膜增生史、尚未控制的糖尿病及严重高血压、有血栓形成倾向、胆囊疾病、癫痫、偏头痛、哮喘、高催乳素血症、系统性红斑狼疮、乳腺良性疾病、乳腺癌家族史及已完全缓解的部分性激素依赖性妇科恶性肿瘤，如子宫内膜癌、卵巢上皮性癌等。

（4）制剂及剂量选择 主要药物为雌激素，辅以孕激素。单用雌激素治疗仅适用于子宫已切除者，单用孕激素适用于绝经过渡期功能失调性子宫出血。剂量和用药方案应个体化，以最小剂量且有效为佳。

（5）用药途径

1）口服 主要优点是血药浓度稳定，但对肝脏有一定损害，还可刺激产生肾素底物及凝血因子。

2）胃肠道外途径 能缓解潮热，防止骨质疏松，能避免肝脏首过效应，对血脂影响较小。

（6）用药时间 需专科医师定期评估，明确受益大于风险方可继续应用。停止雌激素治疗时，主张缓慢减量或间歇用药，逐步停药，防止症状复发。

（7）副作用及危险性 应注意观察服用性激素的副作用。性激素补充治疗时可能引起子宫异常出血，须高度重视，必要时行诊刮，排除子宫内膜病变。其他副作用包括：雌激素剂量过大可引起乳房胀、白带多、头痛、水肿等；孕激素的副作用包括抑郁、易怒、乳房痛和水肿，常不易耐受。长期激素补充治疗可增加子宫内膜癌、卵巢癌、乳腺癌的发病风险。督促长期使用性激素者接受定期随访。

2. 非激素药物治疗

（1）选择性5 - 羟色胺再摄取抑制剂 盐酸帕罗西汀20mg，每日1次早晨口服，可有效改善血管舒缩症状及精神神经症状。

（2）钙剂 氨基酸螯合钙胶囊，每日口服1粒（含1g），可减缓骨质丢失。

（3）维生素D制剂 适用于围绝经期妇女缺少户外活动，每日口服400～500IU，与钙剂合用有利于钙的吸收完全。

（4）中医药治疗 中医药对围绝经期综合征进行个体化辨证论治有悠久的历史，很多临床研究报道中医药疗效显著，且不良反应及潜在的危险性少。中医治则为补肾柔肝，清泻心火，调整肾阴阳，以滋肾阴为主，疏肝理气，宁心泻火。

✎ 练习题

内容回顾　　　　答案解析

一、选择题

1. 绝经综合征的近期表现不包括（　　）

　　A. 月经紊乱　　　　　　　B. 骨质疏松　　　　　　　C. 血管舒缩症状
　　D. 精神神经症状　　　　　E. 自主神经失调症状

2. 关于围绝经期保健，正确的是（　　）

　　A. 不需避孕

　　B. 不会有肿瘤的发生

　　C. 不用激素替代以防乳腺癌的发生

　　D. 不需定期体检

　　E. 补充钙剂，预防骨质疏松

3. 下列哪项不是绝经综合征妇女常见的症状（　　）

    A. "蚁行感"   B. 低血压   C. 潮红

    D. 潮热   E. 月经改变

4. 52 岁女性，绝经 3 年，要求防治骨质疏松症，以下哪项不适用（　　）

    A. 多饮牛奶   B. 多吃高脂肪食物   C. 多运动

    D. 补充激素   E. 使用降钙素

5. 某妇女，48 岁，月经不规律，近日感潮热出汗，每天 1～3 次，有时失眠和容易情绪激动，无关节疼痛，血压和大小便正常。针对以上情况，首选处理原则是（　　）

    A. 给予激素替代疗法预防心血管疾病

    B. 给予激素替代疗法预防骨质疏松

    C. 给予激素替代疗法治疗现有症状

    D. 服用镇静安眠类药

    E. 采取预防保健措施，定期体检、参加文体活动等

二、思考题

1. 简述绝经综合征患者的主要临床表现。

2. 简述围绝经期保健的内容。

（石雅莉）

书网融合……

本章小结

微课 1

微课 2

微课 3

微课 4

题库

第四章　老年预防保健

◆ 学习目标

知识目标

了解老年预防保健的原则，熟悉老年人的年龄分期，掌握老年人生理及心理的变化的规律及监测指标。

能力目标

能运用老年体格指标评估老年人的身体情况。

素质目标

通过本章的学习，培养尊敬老人的意识，具有为老年人健康服务的奉献精神。

老年时期是人生的最后阶段。从年轻老人、老年人、高龄老人到长寿老人，都处在不断变化的过程中，其动态的特点，不仅与成人不同，而且在各年龄阶段也有较大差异。老年时期抵抗力弱，易患多种疾病，发病率和死亡率均较成人时期高。因此，必须做好预防保健工作，以保障老年人的健康。

第一节　概　述

PPT

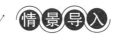

情景：2022 年 1 月某市某区卫生院的护士正在为一位老人做体检，该老人精神饱满，口齿伶俐，皮肤有些许皱纹，牙齿整齐，脊背笔直，实际年龄 75 岁，外观看起来 60 岁左右。

思考：

1. 世界卫生组织对老年人的划分标准是什么？

2. 老年人保健的基本原则是什么？

世界卫生组织（WHO）认为，老年保健是在平等享用卫生资源的基础上，充分利用人力、物力，以维持、促进老年人健康为目的，发展老年保健事业，使老年人得到基本的医疗、康复、保健、护理。老年人年龄划分如下。

世界卫生组织标准：WHO 对老年人年龄的划分使用两个标准，发达国家将 65 岁以上的人群定义为老年人，而发展中国家则将 60 岁以上的人群定义为老年人。年轻老人指 60 岁（65 岁）到 74 岁的老人。老年人指 75～84 岁的老人。高龄老人指 85～90 岁的老人。长寿老人指 90 岁以上的老人。

中国标准：老年人指 60～89 岁的老人。长寿老人指 90 岁以上的老人。百岁老人指 100 岁以上的老人。

一、老年预防保健的原则

（一）老年预防保健的基本原则

老年预防保健工作必须以以下基本原则为行动准则，为今后的老年预防保健工作提供指导。

1. 整体性保健原则　整体性保健解决老年人的生理、心理及社会适应能力和生活质量等多方面的问题；疾病和功能障碍的治疗、预防、康复及健康促进。因此，建立老年保健计划，为居家老年人提供医疗咨询、诊疗服务、功能锻炼、心理咨询等系列支持性服务。

2. 区域化保健原则　老年预防保健的区域化是指为了使老年人能方便、快捷地获得保健服务，服务提供者能更有效地组织保健服务，所提供的以一定区域为单位的保健，即以社区为基础提供的老年预防保健。社区老年保健的工作重点是针对老年人独特的需要，确保在要求的时间、地点，为真正需要服务的老年人提供社会援助。为此，受过专门训练的人员是非常重要的。疾病的早期预防、早期发现和早期治疗，营养、意外事故、安全和环境问题及精神障碍的识别，全部有赖于医生、护士、社会工作者、健康教育工作者、保健计划设计者所受到的老年学和老年医学方面的训练。另外，还需要有老年病学和精神病学专家在制订必要的老年人保健计划和服务方面给予全面指导。

3. 费用分担原则　由于日益增长的老年预防保健需求和紧缺的财政支持，老年预防保健的费用应采取多渠道筹集社会保障基金的办法，即政府承担一部分、保险公司的保险金补偿一部分、老年人自付一部分。这种"风险共担"的原则越来越为大多数人所接受。

4. 功能分化原则　老年预防保健的功能分化是随着老年预防保健的需求增加，在对老年预防保健的多层次性有充分认识的基础上，对老年预防保健的各个层面有足够的重视，在老年预防保健的计划、组织和实施及评价方面有所体现。例如，由于老年人的疾病特征和特殊的发展规律，促成了功能的最初分化——建立老年护理院和老年医院；再如老年人可能会存在特殊的生理、心理和社会问题，因此，不仅要有从事老年医学研究的医护人员，还应有精神病学家、心理学家和社会工作者参与老年预防保健，在老年预防保健的人力配备上也显示明确的功能分化。

（二）联合国老年政策原则

1. 独立性原则

（1）老年人应当借助收入、家庭和社区支持及自我储备去获得足够的食物、住宅及庇护场所。

（2）老年人应当有机会继续参加工作或其他有收入的事业。

（3）老年人应当能够参与决定何时采取何种方式从劳动力队伍中退休。

（4）老年人应当有机会获得适宜的教育和培训。

（5）老年人应当能够生活在安全和与个人爱好和能力变化相适应以及丰富多彩的环境中。

（6）老年人应当能够尽可能长地生活在家中。

2. 参与原则

（1）老年人应当保持融入社会，积极参与制订和实施与其健康直接相关的政策，并与年轻人分享他们的知识和技能。

（2）老年人应当能够寻找和创造为社区服务的机会，在适合他们兴趣和能力的位置上做志愿者服务。

（3）老年人应当能够形成自己的协会或组织。

3. 保健与照顾原则

（1）老年人应当得到与其社会文化背景相适应的家庭和社区的照顾保护。

（2）老年人应当能够获得卫生保健护理服务，以维持或重新获得最佳的生理、心理与情绪健康水平，预防或推迟疾病的发生。

（3）老年人应当能获得社会和法律的服务，以加强其自治性、权益保障和照顾。

（4）老年人应当能够利用适宜的服务机构，在平和安全的环境中获得政府提供的保障、康复、心理和社会性服务及精神支持。

（5）老年人在其所归属的任何一种庇护场所、保健和治疗机构中都能享受人权和基本的自由，包括充分尊重他们的尊严、信仰、利益、需求、隐私，以及对其自身保健和生活质量的决定权。

4. 自我实现或自我成就原则

（1）老年人应当能够有追求充分发展他们潜力的机会。

（2）老年人应当能够享受社会中的教育、文化、精神和娱乐资源。

5. 尊严性原则

（1）老年人应当能够生活在尊严和安全中，避免受到剥削和身心虐待。

（2）老年人无论处于任何年龄、性别、种族背景、能力丧失或其他状态，都应当能够被公正对待，并应独立评价他们对社会的贡献。

（三）联合国老年保健原则

1991 年 12 月 16 日，联合国大会通过《联合国老人原则》，强调老年人独立、参与、照顾、自我充实、尊严。2002 年联合国在西班牙马德里召开了第二次老龄问题世界大会，通过了《马德里宣言》和《2002 年马德里国际行动计划》，提出维护老年人权利的三个优先方向，即老年人与发展、提高老龄健康和福祉、确保有利和支持性的环境。世界卫生组织在 2002 年马德里第二次老龄问题世界大会上提出了"积极老龄化（Active Ageing）"的概念。2016 年，为响应和配合联合国提出的 2016—2030 可持续发展目标和进一步落实《马德里国际行动计划》，世界卫生组织提出了"健康老龄化"。

1. 独立性原则　应能通过收入、家庭和社会支持及自助，享有足够的食物、住宅及庇护场所。应有工作机会或其他创造收入的机会。应能参与决定何时及采取何种方式从劳动力队伍中退休。有机会获得适宜的教育和培训。应能适应现实丰富多彩的生活环境。应能尽可能长地生活在家中。

2. 参与性原则　应当保持融入社会，积极参与制订和实施与其健康直接相关的政策，并与年轻人分享他们的知识和技能。应能够寻求和创造为社区服务的机会，在适合他们兴趣和能力的位置上做志愿者服务。应能够形成自己的协会和组织。

3. 保护与照顾原则　应能得到与社会背景相适应的家庭和社区的照顾保护。应能够获得保健护理服务，以维持或重新获得最佳的生理、心理与情绪健康水平，预防或推迟疾病的发生。应能够获得社会和法律服务，以加强其自治性、权益保障和照顾。应能够利用适宜的服务机构，在一个有人情味和安全的环境中获得政府提供的保障、康复、心理和社会性服务及精神支柱。在其所归属的任何一种庇护场所、保健和治疗机构中都能享受人权和基本自由，包括充分尊重他们的尊严、信仰、利益、需求、隐私，以及对自身保健和生活质量的决定权。

4. 自我实现或自我成就原则　应能够追求充分发挥他们潜力的机会。应能够享受社会中的教育、文化、精神和娱乐资源。

5. 尊严性原则　应能够生活在尊严和安全中，避免受到剥削和身心虐待。无论处于任何年龄、性别、种族背景、能力丧失或其他状态，都应能够被公正对待，并应独立评价他们对社会的贡献。

二、老年预防保健的重点人群

（一）老年预防保健重点人群范围

1. 高龄老年人　高龄老年人是体质脆弱的人群，高龄老年人群体中 60%～70% 的人有慢性疾病，常有多种疾病并发。随着年龄的增高，老年人的健康状况不断退化，同时心理健康状况也令人忧虑。因此，高龄老年人对医疗、护理、健康保健等方面的需求加大。

2. 独居老年人　随着社会的发展和人口老龄化、高龄化以及我国推行计划生育政策所带来的家庭结构变化和子女数的减少，家庭已趋于小型化。只有老年人组成的家庭比例在逐渐增高。特别是我国农村，青年人外出打工的人数越来越多，导致老年人单独生活的现象比城市更加严重。独居老年人很难外出看病，对医疗保健的社区服务需求量增加。因此，帮助他们购置生活必需品、定期巡诊、送医送药上门，为老年人提供健康咨询或开展社区老年人保健，具有重要意义。

3. 丧偶老年人　随着年龄增高而增加，丧偶对老年人的生活影响很大，所带来的心理问题也非常严重。丧偶使多年的夫妻生活所形成的互相关爱、互相支持的平衡状态突然被打破，使夫妻中的一方失去了关爱和照顾，常会使丧偶老年人感到生活无望、乏味，甚至积郁成疾。据世界卫生组织报告，丧偶老年人的孤独感和心理问题发生率均高于有配偶者，这种现象对老年人的健康是有害的，尤其是近期丧偶者，常导致原有疾病的复发。

4. 患病老年人　老年人患病后，身体状况变差，生活自理能力下降，需要经过全面系统的治疗，因而加重了老年人的经济负担。为缓解经济压力，使部分老年人会自行购药、服药，避免对病情的延误诊断和治疗，应做好老年人的健康检查、健康教育、保健咨询和配合医生治疗，从而促进老年人的康复。

5. 新近出院的老年人　近期出院的老年人因疾病未完全恢复，身体状况较差，常需要继续治疗和及时调整治疗方案，如遇到经济困难等不利因素，疾病极易复发甚至导致死亡。因此，从事社区医疗保健的人员，应根据老年患者的情况，定期随访。

6. 精神障碍的老年人　老年人中的精神障碍主要是痴呆患者，包括血管性痴呆和老年性痴呆。随着老年人口增多和高龄老年人的增多，痴呆患者也增加。痴呆使老年人生活失去规律，并且不能自理，常伴有营养障碍，从而加重原有的躯体疾病。因此，痴呆老年人需要的医疗和护理服务明显高于其他人群，应引起全社会的重视。

（二）老年预防保健服务人群的特点

1. 老年人患病特点　多种疾病同时存在、病情复杂；症状不典型；病程长、康复慢、并发症多；病情发展迅速，容易出现危象和多脏器衰竭；高龄老年人退行性疾病、精神疾病、老年痴呆、致残疾病等发病率高。

2. 对医疗服务需求特点　就诊率高，住院率高，医疗费用高，住院时间长，需要全面照顾人数多。

3. 对保健服务和福利设施需求的特点　社会交往少，活动和独立生活的能力降低，实际收入少。参与社会和经济活动的机会少，社会地位低，情感空虚即孤独、多余感，应针对上述老年人存在的问题设置保健服务和福利。

4. 高龄老年人的照顾特点　退行性疾病容易导致活动受限，生活不能自理，39%～84% 老年人需要照顾。

三、老年预防保健的策略

中国老年预防保健的策略是贯彻全国老龄工作会议精神，构建更加完善的多渠道、多层次、全方位的即包括政府、社区、家庭和个人共同参与的老年保障体系，进一步形成老年人口寿命延长、生活质量提高、人际关系和谐、社会保障有力的健康老龄化社会的老年服务保健网络。

（一）老年预防保健的策略

1. 老有所医 保证老年人的医疗保健，大多数老年人的健康状况随着年龄的增长而下降，健康问题和疾病逐渐增多。"老有所医"关系到老年人的生活质量。要改善老年人口的医疗状况，必须首先解决好医疗保障问题。只有深化医疗保健制度改革，逐步实现社会化的医疗保险，运用立法的手段和国家、集体、个人合理分担的原则，将大多数的公民纳入一体系中，才能改变目前支付医疗费用的被动局面，真正实现"老有所医"。

2. 老有所养 实施老年人的生活保障工程，家庭养老仍然是我国老年人养老的主要方式，但由于家庭养老功能的逐渐弱化，养老必然由家庭转向社会，特别是社会福利保健机构。建立完善社区老年服务设施和机构，增加养老资金的投入，确保老年人的基本生活和服务保障，将成为老年人安度幸福晚年的重要方面。

3. 老有所乐 服务于老年人的文化生活，老年人为国家工作、奉献了自己的一生，退休后有权继续享受生活的乐趣。国家、集体和社区都有责任为老年人的"所乐"提供条件，积极引导老年人正确和科学地参与社会文化活动，提高身心健康水平和文化修养。"老有所乐"的内容十分广泛，如社区内可建立老年活动站，开展琴棋书画、阅读欣赏、体育文娱活动，饲养鱼虫花草，组织观光旅游，参与社会活动等。

4. 老有所学 老年人应继续不断地发展，虽然在体力和精力上不如青年人和中年人，但老年人在人生岁月中积累了丰富的经验和广博的知识，是社会的宝贵财富。因此，老年人仍然存在着一个继续发展的愿望。老年大学为老年人提供了一个再学习的机会，也为老年人的社会交往创造了有利的条件。老年学员通过一段时间的学习，精神面貌会发生很大的改观，生活变得充实而活跃，身体健康状况也有明显改善，因此而受到老年人的欢迎。老年人可根据自己的兴趣爱好，选择学习内容，如医疗保健、少儿教育、绘画、烹调、缝纫等，这些知识又给老有所为创造了一定的条件或有助于潜能的发挥。

5. 老有所为 老年人可直接参与社会发展，将自己的知识和经验直接用于社会活动中，如从事各种技术咨询服务、医疗保健服务、人才培养等。老年人还可以间接参与社会发展，如献计献策、社会公益活动、编史或写回忆录、参加家务劳动支持子女工作等。在人口老化日益加剧的今天，不少国家出现了劳动力缺乏的问题，老有所为将在一定程度上缓和这种矛盾；同时，老有所为也为老年人增加了个人收入，对提高老年人在社会和家庭中的地位及进一步改善自身生活质量起到了积极的作用。

6. 老有所教 科学的、良好的教育和精神文化生活是老年人生活质量和健康状况的前提和根本保证。因此，社会有责任对老年人进行科学的教育，并帮助老年人建立健康的、丰富的、高品位的精神文化生活。

（二）老年预防保健基础护理

从老年患者的清洁卫生、饮食起居、舒适的体位、环境，到基本生命体征的观察与测量，以及服药、注射等最基本的护理方法，都属于基础护理的范畴。老年人的健康长寿与家庭基础护理的优劣有很大的关系。有一部分老年人最终夺去他们生命的不是原发病，而是由于护理知识缺乏、护理不当所导致的并发症，可见基础护理在老年人的健康中占有相当重要的地位。

（三）老年预防保健的评价指标

老年预防保健的评价指标包括：专职人员数量；无残疾期望寿命；老年人自杀发生率；老年人严重抑郁症发生率；老年痴呆发生率；适宜于老年人的公共设施数量；用于老年预防保健的卫生预算百分比；用于老年预防保健的非卫生预算百分比；领取退休金的百分比；福利待遇情况。

内容回顾　答案解析

✎ 练习题

一、选择题

1. 老年人的中国标准是（　　）

    A. 老年人指 60～89 岁的老人

    B. 长寿老人指 90 岁以上的老人

    C. 百岁老人指 100 岁以上的老人

    D. 60 岁以上的老年人

    E. 65 岁以上的老年人

2. 下列不属于老年预防保健基本原则的是（　　）

    A. 整体性保健原则　　　　B. 区域化保健原则　　　　C. 费用分担原则

    D. 功能分化原则　　　　　E. 独立性原则

3. 联合国老年保健原则中独立性原则不包括（　　）

    A. 通过收入、家庭和社会支持及自助，

    B. 享有足够的食物、

    C. 享有住宅及庇护场所

    D. 保持融入社会，与年轻人分享他们的知识和技能。

    E. 以上均正确

4. 老年预防保健的策略不包括（　　）

    A. 老有所医　　　　　　　B. 老有所养　　　　　　　C. 老有所乐

    D. 老有所学　　　　　　　E. 老有所思

二、思考题

1. 老年预防保健的基本原则有哪些？

2. 老年预防保健的策略是哪些？

（任　森）

第二节　老年人健康特征

PPT

一、生理特点

老年期是身体的各个生理系统逐渐失去自我更新的能力，是人解决问题、理解、学习以及在常态和应激情况下的情绪反应等能力下降，对于社会各方面的压力和环境的适应能力均减退的年龄阶段。所以，老年期人体的生理、代谢及形态逐渐出现衰退表现。

（一）外貌及体型上的改变

老年人外貌体型改变甚为明显。须发变白、脱落、稀疏；皮肤出现细小而密集的皱纹，皮肤干燥、粗糙，弹性和韧性下降，发生松弛下垂，如面部皱纹增多、眼睑下垂、出现眼袋、额头出现抬头纹、眼角出现鱼尾纹等；面部、手背等暴露部位因脂褐质明显增加，出现老年斑和其他局部色素性改变；头颅骨变薄，牙龈与牙槽萎缩、牙齿松动脱落，形成老年人特有面容。脊柱的椎体由于承受体重而被压缩；椎间组织萎缩；脊柱弯曲度增加而出现驼背，脊柱纤维弹性变小，加之肌肉萎缩，下肢长骨弯曲，导致身高逐渐减低，身材变矮，人在40岁后，身高以每10年缩短1cm的速度下降。人体外貌及体型上的改变50岁之后日趋明显，其变化与遗传、性别、职业、环境、生活方式、行为等有关。

（二）器官及组织的改变

老年人器官及组织的实质细胞数量减少，在60岁时减少为旺盛期的70%左右，细胞间质增加，脂肪组织增多。结缔组织的胶原及弹力蛋白变性。由此骨骼肌肉变薄，心、肺、脑、肾、胃、肠等器官的生理功能下降，多数腺体的分泌功能降低。此外，还出现感觉器官退化（眼、耳最明显）及近期记忆力减退等。

（三）代谢与生理功能的改变

1. 新陈代谢降低　人体在生命过程中新的组织不断形成，旧的组织不断分解，即新陈代谢。医学上常用基础代谢作为观察新陈代谢的指标之一。基础代谢是指在静卧状态下，在适宜的气温环境中为维持基本生命活动所需消耗的能量。单位时间的基础代谢称为基础代谢率。老年人随着年龄的增长，活动量减少，合成代谢降低、分解代谢增高，引起细胞功能下降，各脏器的功能减退，机体基础代谢率与中年人相比降低15%～20%，氧耗量和能量消耗均逐渐降低，使体内可交换的钾离子含量减少，肌肉的张力减低；使基础体温和最高体温均降低，较成人低$0.5～1℃$。

2. 骨密度下降　骨的无机盐含量下降，一般在30～40岁时人体的骨密度达到峰值，以后随年龄增高，骨内的无机盐含量逐年下降，导致骨密度降低、骨强度下降。骨胶原、骨黏蛋白等有机成分减少，磷酸与碳酸钙等无机物增多，碳酸钙形成磷灰石的复合物沉积于骨基质中，导致骨脆性增加。由此引发老年人，尤其是老年女性，患骨质疏松症，极易发生骨折。

3. 糖代谢下降　老年人随着年龄的增长，糖代谢功能逐渐下降。口服葡萄糖耐量试验随着年龄增加而逐渐显示耐量降低。老年人糖耐量降低和组织对胰岛素的敏感性下降及肝细胞总的代谢功能衰退有关。老年人组织的无氧酵解过程增强，但由于线粒体和氧化基质数量减少，增强的糖酵解不能补足氧化磷酸化的能量丢失，结果细胞内ATP磷酸肌酸和糖原减少，导致机体工作能力降低。

4. 血脂代谢紊乱　老年人总血脂水平升高，血中甘油三酯明显升高，而血清脂蛋白脂酶的浓度下降。据调查，长寿老人脂类代谢的各项指标与成年人并无明显差异，故60岁以上的老年人实施低热量和低脂肪膳食并无意义，应从年轻时即开始控制脂类饮食的摄入。

5. 蛋白质代谢紊乱　70岁以上的老年人血浆白蛋白减少，而血浆球蛋白量增多，白/球比值减少。进入老年期后，组织的胞质蛋白质量减少，随之中质蛋白，如胶原的量增多。随年龄增长，蛋白质分子可能形成大的无活性的复合物，逐渐积聚于细胞中。70～90岁的老年人，血清中丝氨酸、苏氨酸、组氨酸、鸟氨酸和赖氨酸增多，而谷氨酸、酪氨酸、半胱氨酸和苯丙氨酸减少。这些改变的意义在于自由基的供应发生改变。老年人酶的活性降低，主要是由于基因的表达受到影响而生成畸变的蛋白质，导致无活性的酶积聚。同时，对酶的诱导延迟，如肝脏的葡萄糖激酶在应力作用下的诱导时间延迟。但对直接作用于肝脏激素（如胰岛素对葡萄糖激酶）的诱导并不发生障碍。

（四）各系统的生理特征改变

1. 循环系统特征 人到老年，即使在健康状况下，心脏组织也产生明显的退行性变化。

（1）心肌改变 心肌纤维减少、脂褐质沉着、脂肪组织增加，并可见部分心肌纤维出现淀粉样变。这些改变使得心肌顺应性和收缩效率降低。心肌纤维除数量减少外，功能也明显减退，特别是肌质网对 Ca^{2+} 的摄取和释放速度下降，使心肌达到最大收缩和最大舒张的速度减慢，往往出现心肌收缩力降低和舒张不完全。

（2）心脏搏动频率和节律的改变 老年人交感神经和副交感神经的敏感性降低，对心率的调控能力下降，易发生心律不齐。由于心室内传导系统与心脏纤维支架间发生纤维或钙化退行性变，可导致心脏传导阻滞。老年人在安静时心排血量较低（是青年人的70%），在活动时，也不能使心排血量增加，而只能通过加快心率来满足机体的需要。但老年人心率增加也十分有限，一般只能达到130～150次/分。这是因为老年人心脏起搏和传导组织内的心肌纤维减少，功能降低，冲动发放和兴奋传导能力均有下降。心搏出量自20岁后每年下降1%。老年人体内儿茶酚胺浓度较低和心脏组织中儿茶酚胺受体减少，这些因素都降低了老年人的心力贮备。因此，虽然老年人在安静状态下一般不致有心力衰竭的表现，但在心脏负荷较大的情况下（如劳累、输液、高烧、贫血等）较易产生心力衰竭。

（3）心电图改变 不正常心电图发生率达50%～60%，表现为 ST – T 段异常和心律不齐。

（4）血管改变 老年人血管系统改变主要是血管壁中胶原纤维增多，弹性纤维减少，动脉血管内膜逐渐粥样变性，血管增厚变硬，弹性下降，阻力增加，导致血压升高。同时动脉粥样硬化斑块形成后导致管壁变硬和管腔变窄，引起各器官血流量减少，如老年人冠脉血流量仅为青年人的65%，故极易产生心肌缺血症状。动脉血压，常随年龄的增长而升高。老年人的大动脉（主要指主动脉）可有粥样硬化，致使大动脉的弹性降低，引起收缩压升高、舒张压降低，脉压加大。此外，老年人动脉血压的升高还与血管阻力的增大有关，由于静脉回流不畅，老年人容易出现下肢肿胀和痔疮，皮肤毛细血管变脆，轻微碰撞就会形成皮下出血，使局部出现青紫。

2. 呼吸系统特征 老年人呼吸肌萎缩，胸廓变形、变硬，顺应性降低，呼吸频率及深度受限，肺部组织膨胀不全；呼吸道黏膜和肌纤维萎缩，呼吸道管腔扩大，无效腔增加，肺组织萎缩，毛细血管减少；肺泡变薄，数量减少，弹性减退，肺不能有效扩张，致肺通气不足。同时使肺泡扩大、融合，造成肺气肿，余气量增大。以上变化使老年人的肺活量、时间肺活量、肺通气量和最大通气量均减少。由于肺泡融合，总面积减小和毛细血管数目减少，致使肺换气效率也降低，同时由于肺功能减退，老年人肺的摄氧量降低，动脉血氧含量亦下降10%～15%。因此，虽然老年人由于代谢率较低，平静时并无气促等缺氧表现，但不能承受较大的运动负荷。在临床上，保护呼吸功能，特别是预防与及时控制肺部感染，对老年人显得更为重要。随着年龄的增长，新陈代谢减慢，热量消耗减少，脂肪的量会逐渐增加，同时脂肪在体内的分布也在改变，摄入的热量比消耗量多，多余热量转化为脂肪沉积起来，使身体趋于肥胖，血总胆固醇也随之增加。脂肪更多地分布在腹部及内脏器官周围，出现腰围、腹围增加。

3. 消化系统

（1）老年人牙周组织发生退行性变，齿龈逐渐萎缩，牙齿磨损、松动、脱落，影响对食物的咀嚼，另外，咀嚼肌的退化使食物不易磨碎，加重了胃的负担，胃排空减缓。

（2）老年人的舌部味蕾萎缩、数量减少、味觉功能退化，对食物的敏感性降低。口腔唾液分泌减少易出现口干，发生口腔黏膜溃疡。

（3）老年人胃酸分泌不足，各种消化酶活性下降，影响对食物的水解及消化，钙、铁、维生素D、维生素 B、维生素 B_2 等各种营养素的吸收率降低。胰脂肪酶分泌减少，引起脂肪吸收延迟。胃肠黏膜萎缩，消化腺分泌减少，易产生消化不良。胃肠平滑肌萎缩，弹力减弱，韧带松弛，内脏容易下垂。胃肠蠕动减弱、缓慢，使机械性消化减弱，食物推进缓慢，在肠内停留时间长容易发酵，产生较多的气体。若水分吸收过多，极易引起便秘。

（4）肝脏逐渐缩小，血流相应减少，可发生不同程度的肝功能损害，但由于肝脏具有较大的储备，其功能仍可保持在正常范围。胆囊变小、壁增厚，弹性降低，胆囊中胆汁浓缩、沉积，可形成结石，并易患胆囊炎。若胆管发炎，可梗阻胰腺导管引起急性胰腺炎。

4. 泌尿系统

（1）肾脏是调节体液的重要器官，随着年龄的增加，肾实质明显减少，肾脏重量仅是青年期的 4/5 左右。肾小球数量逐渐减少，结构发生退行性变，肾小球内毛细血管丛减少，肾小球及肾小管基底膜增厚，肾小管细胞脂肪性变等。肾间质逐渐增多，肾动脉及其分支的粥样硬化明显，肾排泄功能随之减退。肾组织的衰老不可避免地导致肾功能的减退。肾的代偿能力因肾单位减少而逐渐减低，肾小球滤过率下降；肾血流量减少；肾小管功能减退，其分泌和重吸收功能减退，尿浓缩与稀释功能下降；尿素、肌酐清除率下降，血中尿素氮增加；对电解质（钠、钾、镁、磷）的排泄减少，调节水盐平衡和酸碱平衡的能力降低，故易发生脱水或酸碱中毒。但肾的代偿能力较大，在一般情况下，不致发生肾功能不全的症状。

（2）老年人膀胱改变主要是肌层萎缩、变薄，纤维组织增生。膀胱的容量变小，故老年人排尿次数增多，尤其是夜尿的次数增多。男性老年人因前列腺肥大，引起排尿困难，特别是患有慢性前列腺肥大的老年人，因排尿困难而发生尿潴留；女性老年人膀胱出口处腺体增生，这都影响排尿，使膀胱内残留尿液。由于神经反射功能的改变，女性老年人膀胱常发生不自主收缩，因而引起尿失禁、尿频、尿急和夜尿增多，尤其在咳嗽、打喷嚏或运动时发生尿失禁（少量尿液不自主排出）的现象增多。

5. 血液系统　血液系统老化主要表现为骨髓功能的衰退和数量的减少，造血组织逐渐被脂肪和结缔组织所代替。产生血细胞的红骨髓减少，黄骨髓增多，造血功能降低，红细胞和血红蛋白减少，可引起贫血。老年人粒性白细胞数量变化不大，但白细胞功能降低，容易感染。

6. 生殖系统　老年男性因血管硬化，供血不足，使睾丸逐渐萎缩和纤维化，生殖能力逐渐下降，精子数量和活力下降，性功能逐渐减退。60 岁时 5% 男性老年人出现阳痿，70 岁以后达到 30%，原因并非雄激素分泌减少，而是心理作用。

老年女性外阴皮肤萎缩，外生殖器变小，分泌减少，小阴唇黏膜变干及苍白。阴道上皮萎缩、黏膜变薄，阴道干燥，阴道口窄小、弹性差，阴道细胞缺乏糖原，酸性降低；宫体及宫颈均逐渐萎缩变小；卵巢重量减轻、体积变小、质地变硬；盆底肌肉及韧带松弛；子宫脱垂、阴道前后壁膨出等，导致性交困难，进行性性功能障碍，易发生宫颈炎、附件炎等慢性妇科疾病。

7. 神经系统

（1）脑组织结构改变　60 岁以后脑细胞逐渐萎缩，大脑皮层面积减小，脑回逐渐变小，脑沟逐渐增大，脑重减轻，导致肌肉运动障碍、动作缓慢、运动震颤麻痹等。脑室和蛛网膜下隙扩大，脑脊液增多。脑细胞内营养物质的含量和代谢水平均降低，核糖核酸迅速下降，影响脑细胞内蛋白质的合成，细胞中不饱和脂肪酸因过氧化作用而产生的脂褐质（老年色素），严重影响脑细胞的正常功能活动。老年人小动脉硬化，脑血流量减少，氧供应不足，可出现近期记忆力减退、注意力不集中、反应迟钝、失眠及运动不准确等功能衰退表现，出现站立姿势不稳、踏空、跌倒、撞伤等意外事故。

（2）周围神经改变　周围神经纤维数减少，神经传导速度减慢，神经反应时间延长。温度觉、触觉和动觉敏感性均降低，但关节运动觉无明显改变。反射消失的比率增多（以踝反射消失最常见），病理反射逐渐增多。若内耳神经退化，可致平衡功能紊乱，容易跌倒。此外，自主性神经功能减退，体温及血液 pH 改变，当外环境温度较低时，常难以维持体温恒定，同时，维持正常血压的功能亦较差。由于脑组织逐渐萎缩，功能进行性减退，老年人对外界事物的反应能力下降，对疼痛较迟钝，导致老年人疾病发生无法预测，且病情易发生意外。

8. 运动系统　老年人在骨骼肌方面表现为肌纤维变细、肌细胞内水分减少，细胞间液体增加，肌肉组织失去弹性，因而功能减退。肌肉组织间有脂肪及纤维组织的生长，使肌肉成为假性肥大，效率低并易疲劳，肌腱韧带萎缩并收缩而变僵硬。此外，神经－肌肉接头也有退行性改变。骨骼中有机物质如骨胶原、骨黏蛋白含量减少或消失，长骨、头颅骨及骨盆可发生骨质疏松症而变形。骨质疏松症多发生于女性老年人，主要与性激素的同化作用丧失有关。骨质中钙盐过度沉着、软骨钙化或骨化，骨质变脆，易发生骨折。一旦发生骨折，又由于动脉硬化，骨组织微血管结构退变及钙代谢缓慢，骨质较难愈合。椎间盘收缩变薄、脊柱变短并弯曲，使老年人常发生驼背。关节软骨发生纤维化、边缘骨质增生、骨化并磨损、滑囊变硬，关节灵活性降低，出现不同程度的骨刺，导致活动严重受限。

9. 内分泌系统

（1）老年人垂体体积变小，激素的合成及代谢均出现变化。下丘脑－垂体轴的反馈受体敏感性降低，男性 50 岁以后血中游离睾酮水平下降，60 岁时下降逐渐明显。睾丸功能退化，生精能力和雄激素分泌量均下降，生殖能力亦随之减弱并最终丧失。45 岁开始，女性血中促卵泡激素和黄体生成素水平明显增高。性腺随年龄增加功能逐渐减退，雌激素及睾酮均减少，引起更年期综合征。

（2）老年人 T_3、T_4 及甲状腺激素合成及分泌均随年龄的增加而逐渐减少，甲状腺功能下降，代谢率降低，出现怕冷、皮肤干燥、心率减慢、倦怠等类似黏液性水肿的表现。

（3）血中胆固醇增加，加重动脉硬化。

（4）肾上腺皮质功能减退，糖皮质激素分泌减少，所以对外伤、感染、手术等有害刺激的反应能力差。

（5）肾素－血管紧张素－醛固酮系统的活性亦降低。

（6）老年人胰岛素的分泌变化不大，但由于肝细胞膜上的胰岛素受体与胰岛素的结合能力下降，因而对胰岛素的反应不敏感，易导致糖尿病。

10. 免疫系统　随着年龄的增加，人体免疫功能逐渐下降，与机体衰老呈平行关系。胸腺是免疫系统的重要器官，是发生老化最早、最明显的器官。老年期胸腺重量仅为儿童期的 1/10 左右。由于老年人胸腺素水平和白细胞介素－2 产生减少，T 淋巴细胞在抗原刺激下转化为致敏淋巴细胞的能力明显减弱，对外来抗原的反应减弱，B 淋巴细胞对抗原刺激的应答随年龄的增长而下降，抗原和抗体间的亲和力下降，免疫细胞的识别能力随年龄的增长而减弱，除攻击外来病原体外，也会攻击自体组织，引起抗体衰老或死亡。

11. 感觉器官

（1）眼　老年人眼的老化主要表现在晶状体弹性降低，睫状肌的调节能力减弱。一般在 45 岁左右近视力明显减退，出现老花眼。老年人的瞳孔比年轻人的小，对光反应减弱，光感阈值提高，暗适应延长。60 岁以后对颜色的感受性也逐渐降低，老年人眼底血管硬化，视网膜变薄，外周部分出现萎缩，黄斑区散布小黄点，视野缩小。老年人角膜对机械刺激敏感性降低，在角膜周围常可出现一种由类脂质沉着而形成的灰白色"老年环"，但对视力无影响。

（2）耳　老年人的听力多为不自觉地、逐渐发生地进行性减退。60 岁以后，听力明显减退。主要是高频音丧失听觉，常伴有耳鸣，在安静的环境下更明显。老年人鼓膜随年龄的增长而趋于混浊，这可能是胆固醇代谢障碍所致，严重者可出现脂肪沉着及钙斑，从而使听力下降，出现老年性耳聋，甚至听力丧失。老年人由于鼻腔黏膜萎缩变薄，并且干燥，同时嗅神经纤维数逐渐减少、萎缩、变性，嗅觉变得迟钝，对气味分辨率降低，尤其是老年男性更明显。老年期约有10%的人发生嗅觉丧失现象。此外，味觉、痛觉、冷热觉、位置觉与运动觉等都有不同程度的减退。

二、心理特点

老年人的心理功能相对于生理功能而言，其发展与变化趋势更为复杂和多样，不同心理素质有其不同的变化特点。文化、环境和时代等因素也往往使各项心理功能发展变化的趋势发生较大程度的改变。老年人的心理结构包括两大部分：一是"智力"，主要是指观察力、记忆力、想象力、思维力、注意力，其中以抽象逻辑思维和创造性思维能力为核心。二是"非智力"，包括兴趣、情感、意志、性格、道德、思想、态度。这些因素自始至终成为人的智慧行为的必要组成部分。

进入老年期后，人的各种生理功能进入衰退阶段，这必将引起心理的变化，使老年人的心理具有特殊状态，同时老年人社会角色的改变，也必然引起其特有的心理变化。

（一）智力因素衰退

老年人独特的心理结构，各个因素的衰退是不平衡的，而且因素之间有互补作用，自觉地扬长避短，所以，老年人智力衰既有普遍性又有个体的差异性。

1. 记忆改变 记忆从机制上分为三种，即瞬间记忆、短时记忆和长期记忆。心理学家根据记忆活动的特点将记忆过程分为感觉记忆、初级记忆和次级记忆。老年人在记忆方面的退化：①对感知的材料组织加工的能力下降，表现为对往事记忆完好，对新鲜事物难以记住；②老年人的回忆活动减退，表现为认识熟人，却叫不出名字；③老年人的意义记忆完好，但机械记忆减退，如电话号码、人名、地名往往记不住；④老年人的速度记忆能力减退，如相同时间内的记忆效率远远比不上年轻人。老年人的记忆易出现干扰或抑制。尤其是在信息的主动提取方面，老年人的记忆障碍表现得尤为明显，甚至有时会出现错构与虚构的情况。

2. 思维减慢 思维是比记忆、知觉等心理现象更复杂的过程，也是人类认识过程的最高形式。由于记忆力的减退，老年承受记忆的负荷减低，构成抽象思维能力、逻辑推理能力下降。解决问题的能力随年龄增长而下降，批判性思维能力也有所下降，因此，老年捕捉信息及使用信息都显得很笨拙，解决问题的灵活性也受到影响。

老年人的智力随年龄增长逐渐减退，但这种减退不是全面和绝对的，每个健康人的智力潜能是很大的，包括老年人在内的健康者都要认识到学习的高度可塑性。老年的智力可通过训练得到改善，通过持之以恒的学习予以保持，予以提高。一般而言，身心健康、社会适应能力强、受过良好教育的老年人，智力保持比较好。

（二）非智力因素不稳定

1. 情绪与情感 情绪与情感是人对客观事物的态度体验，有积极与消极之分。老年人积极的情绪情感包括愉快感、自主感、自尊感等；而常发生的消极情绪包括紧张害怕、孤独寂寞感、无用失落感以及抑郁等。老年期是负性生活事件的多发阶段，随着生理功能的逐渐老化、各种疾病的出现、社会角色与地位的改变、社会交往的减少，以及丧偶、子女离家、好友病故等负性生活事件的冲击，老年人经常会产生消极的情绪体验和反应。

健康情绪是指人能表现出与环境协调一致的情绪反应。这种情绪反应不仅要符合当时的场合、氛围，还要符合人的年龄、身份、文化特点。

（1）外因是引起人情绪变化的条件 人既生活在自然环境中，又生活在社会环境中，语言、文字、社会因素都会成为引起情绪变化的刺激，但必须具有足够的强度和作用时间。

（2）内因是情绪变化的根据　老年人自身的发展历程角度，在特定的时间和空间范围内，不同的人具有不同的素质，就有不同的刺激阈。老年人的情绪强度和紧张度较弱，情绪冲动性较强，往往可以自制而不失理智。但老年产生情绪之后，不容易清除和淡化，影响的时间相对较长。具有孤独、自卑、求助等负性情感的情绪变化特征。老年人情绪快感发展取向主要受社会文化、制度、经济、地位、家庭和自身健康、自我评价等因素的影响。因此，老年人的情绪状态总体上是良好的。

2. 人格变化　老年人的年龄增长造成了人格特征的改变，如对身体舒适的兴趣增大，对健康和经济的过分关注与担心产生的不安与焦虑、保守孤独、任性，猜疑心、嫉妒心加重，因把握不住现状而产生的怀旧和发牢骚等。

老年人的人格是经过童年、青年、成年之后形成的，因此，要以动态的眼光看待老年期的人格变化。老年人的人格趋于稳定，其特征如下。

（1）整合良好型　多数老年人属这种类型。他们能正视生活，对生活很满意，有良好的认知和自我评价能力，乐得其所。

（2）防御型　这类老年人雄心不减，否认衰老，表现为活到老、学到老、干到老，保持高度的工作热情和高水平活动来充实自己，在忙中取乐；或者致力于自体锻炼和保养，以保持自己的"青春"和活力。

（3）被动依赖型　这类老年人强烈地依赖他人，对周围的一切不感兴趣，处于冷漠状态。

（4）整合不良型　这类老年人有明显的心理障碍，需要家庭的照顾或社会的帮助才能生活。

（三）社会特征

老年人是一组特殊的群体，是社会人群的一个组成部分。老年人对社会、经济的发展做出过重要的贡献，曾是社会物质和精神财富的创造者。老年人退休后，随着社会经济地位和人际关系的改变，其物质和精神生活会发生明显的改变，各种特殊需要日益增多。社会应重视和关心老年人这一人群的某些特殊需要，有责任承担保护老年人的义务，提供优质的老年健康社会保障。

老年健康既然是一个社会问题，社会就应寻找合适的途径为老年人服务，以促进老年人的健康。

✐ 练习题

内容回顾　　　答案解析

一、选择题

1. 老年人的中国标准是（　　）

　　A. 面部皱纹增多，眼睑下垂，出现眼袋

　　B. 面部、背部等部位出现老年斑

　　C. 头颅骨变薄

　　D. 牙龈与牙槽萎缩牙齿松动脱落

　　E. 以上都正确

2. 老年人积极的情绪情感包括（　　）

　　A. 愉快感　　　　　　　B. 自主感　　　　　　　C. 自尊感

　　D. 紧张害怕　　　　　　E. 以上均是

3. 老年人情绪快感发展取向主要受（　　）影响

A. 社会文化   B. 制度、经济   C. 家庭和自身健康

D. 自我评价等因素   E. 以上均正确

4. 下列对老年人的描述，错误的是（ ）

A. 女性老年人膀胱出口处腺体增生，影响排尿，使膀胱内残留尿液

B. 男性老年人因前列腺肥大，引起排尿困难

C. 由于神经反射功能的改变，女性老年人膀胱常发生不自主收缩，因而引起尿失禁、尿频、尿急和夜尿增多

D. 膀胱的容量变小，老年人排尿次数增多，尤其是夜尿的次数增多

E. 老年人膀胱改变主要是肌层萎缩、变薄、纤维组织减少

5. 老年人外貌及体型上的改变（ ）

A. 皮肤出现细小而密集的皱纹

B. 面部、手背等暴露部位因脂褐质明显增加

C. 头颅骨变薄，牙龈与牙槽萎缩、牙齿松动脱落

D. 形成老年人特有面容

E. 以上均正确

二、思考题

1. 老年人的人格趋于稳定，其特征包括哪些？

2. 老年人记忆的退化主要包括哪些方面？

（任 森）

PPT

第三节 老年人的日常保健

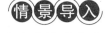

情景：李爷爷，68岁，饮食不合理，平时喜欢吃肉食、抽烟喝酒，运动较少。体格检查：身高165cm，体重85kg，血压130/85mmHg。近段时间发现体力活动后呼吸急促，睡眠时打鼾明显，有便秘现象。

思考：

1. 此患者可能存在哪些营养健康问题？

2. 帮助该患者提出改善健康问题的日常保健策略，提出几个可操作性强的营养补给方案（营养种类、日常活动等）。

一、饮食与营养保健

（一）营养需求

营养是维持生命的基本保障，是促进、维护、恢复健康的基本手段。老年人必须针对其特殊需求，适量、均衡地摄入营养，以延缓衰老、抵抗疾病、维护健康。

1. 蛋白质 蛋白质是人体组织细胞的重要组成成分，若摄入不足，会影响组织的合成代谢与细胞

更新，加速组织器官的衰老。但若摄入过多，会加重肝脏和肾脏的负担，损害肝肾功能。另外，过多摄入蛋白质还会导致消化吸收功能紊乱，增加心脏血管疾病的罹患率。由于老年人消化功能减退，蛋白质吸收率降低，食物中蛋白质摄入不足的风险大于过量。

老年人蛋白质的推荐摄入量（recommended nutrient intake，RNI）为 1.17g/（kg·d），男女略有差别，男性约 65g/d，女性约 55g/d，目前平均摄入量为 0.91g/（kg·d）。虽然老年人总能量供给减少，但蛋白质供给能量相对增多，达到总能量的 15%（成年人蛋白质供能占 10%~15%）。老年人每日从谷类食物中摄入蛋白质为 20~30g，其他应从肉、蛋、奶、大豆等食物中摄取。肉、蛋、奶、大豆含优质蛋白质，其氨基酸构成比例与人体蛋白质接近，能被机体充分利用，故营养价值相对较高。其中大豆制品优质蛋白质含量很高，较容易消化吸收，且含有卵磷脂、植物固醇、大豆异黄酮等，能明显提高老年人（尤其是女性）的健康水平。

2. 热量 老年人的活动量逐渐减少，能量消耗逐年降低，机体内脂肪组织增加而肌肉减少，多数器官功能减退，代谢过程显著减慢，基础代谢一般要比青壮年时期降低 10%~30%。老年人的能量供应以能维持健康为标准，一般略低于成年人。国家卫生健康委员会 2023 年发布的《中国居民膳食营养素参考摄入量》（dietary reference intakes，DRIs），推荐轻体力活动的男性老年人膳食能量需要量为 1800~1950kcal/d（女性为 1500~1600kcal/d），而相似体重的成年男性轻体力活动时膳食能量需要量为 2050~2150kcal/d（女性为 1700kcal/d）。

3. 糖 糖类由碳、氢、氧元素构成，故常称为"碳水化合物"，是单糖、寡糖（低聚糖）、多糖的总称，是提供能量的重要营养素。单糖包括葡萄糖和果糖等，最常用的双糖是蔗糖，具有保健作用的低聚糖有（异）麦芽低聚糖与环状糊精等，最重要的多糖是淀粉与纤维素。除了供能，碳水化合物还是构成组织和保护肝脏功能的重要物质。老年人总碳水化合物的摄入量宜占总能量的 50%~65%，平均需要量为 120g/d，以淀粉为主，添加糖 <10%。

若长期摄入碳水化合物过多，超出人体每天需要的量，其代谢产物就会在肝脏细胞中转变为脂肪储存起来，这是肥胖的主要原因，尤其是老年人或其他缺乏体力活动者。但若过度依赖长期减少摄入量或不摄入碳水化合物作为减肥手段，其节约蛋白质的作用减弱或丧失，机体会分解蛋白质获取能量，影响组织细胞的合成代谢，导致细胞更新困难，加速衰老；营养不良导致以蛋白质获取为原料的抗体合成不足，机体抵抗力严重受损，老年人的体质会更加不堪一击。

单糖（如葡萄糖）和双糖（如蔗糖），由于不用分解或简单分解就能直接吸收，可较快提升血糖浓度。老年人应避免血糖生成指数（glycemic index，GI）最高的葡萄糖进入机体，减少在食物中添加血糖生成指数较高的蔗糖（家庭常用的白砂糖和绵白糖），以免诱发或加重糖尿病，增加心脑血管疾病的风险。血糖生成指数较低的果糖和低聚糖对老年人较为适宜，可以适当进食含果糖较高的水果；低聚糖是指由 2~10 个糖苷键聚合而成的碳水化合物，是一类不消化性糖类，有一定甜度，基本不增高血糖与血脂，进入肠内成为双歧因子，是有利于健康的功能性食品配料。

碳水化合物的主要食物来源是谷类食物。淀粉是谷类食物的主要成分，大米和面粉等谷物是中国居民的主食，是人体热能最主要的来源，还有高粱、玉米、小米、薯类等杂粮，均能为人体提供碳水化合物为主的营养素。

4. 脂肪 脂肪主要成分为贮存在脂肪细胞中的甘油三酯，是主要产能营养素之一，占老年人总能量的 20%~30%，食物摄入脂肪总量不高于 50g/d，包括食物含有的脂肪与烹调用油，其中烹调用油不多于 25g。脂肪可贮存、供给机体能量，当机体需要能量而糖原不足（如长期摄食少）时，脂肪可水解成脂肪酸和甘油供能，导致消瘦。对于老年人来说，脂肪还能减少身体热量损失、维持体温恒定、减少内脏器官之间摩擦等，这些作用对维持老年人健康也是不可或缺的。

老年人活动和能量消耗减少，若食物过于精细且油脂含量过高，容易诱发心脑血管疾病，尤其是食物中油脂中的动物脂肪多为饱和脂肪酸，且胆固醇含量高，长期摄入过多易导致高脂血症，是动脉粥样硬化的高危因素。近年来，亚油酸和 α - 亚麻酸等必需脂肪酸对人体健康的促进作用得到了越来越多民众的认识，两者均为多不饱和脂肪酸。亚油酸（LA）、花生四烯酸（ARA）等 ω - 6 多不饱和脂肪酸可降低血脂、软化血管，有效预防动脉粥样硬化，对老年人肥胖也有预防作用。α - 亚麻酸（ALA）、二十碳五烯酸（EPA）、二十二碳六烯酸（DHA）、二十二碳五烯酸（DPA）等 ω - 3 多不饱和脂肪酸可增强智力及提高记忆力，对老年人可预防阿尔茨海默病，还能保护视力、改善睡眠、抑制血栓性疾病、调节血脂、减少胰岛素抵抗、降低血压、抗肿瘤、抗衰老、抗抑郁等，对老年人身心健康有明显促进作用。由于必需脂肪酸不能由人体自身合成，只能由食物提供，人群的适时适量补充，应得到广泛的认识和重视，老年人更应重视补充。

老年人应以摄入含不饱和脂肪酸较多的植物性油脂为主，减少含饱和脂肪酸及胆固醇较多的动物性脂肪的摄入，尤应避免含有大量反式脂肪酸的食物，如油炸与烧烤食品、餐饮行业普遍使用的中低档植物油、冰淇淋、人造植物奶油等，因其在体内代谢缓慢，过量摄入会增加血液黏滞度，加大动脉粥样硬化的风险。高脂血症与动脉粥样硬化的高危老年人，需减少动物脑、内脏、蛋黄、鱼子、肥肉等的摄入，以减少胆固醇的来源。

5. 无机盐和微量元素　组成人体组织的元素有氧、碳、氢、氮、钙、磷、钾、硫、钠、氯、镁等，其中钾、钠、钙、镁、铁、碘、锌、硒等元素人体不能合成，必须由膳食摄入，这种营养素被称为矿物质或无机盐。人体对它们的用量不大但生理作用不可替代，缺乏就会出现相应的症状。

常量元素是在人体内的含量大于 0.01% 体重的矿物质，其每日需要量在 100mg 以上，包括钾、钠、钙、镁、硫、磷、氯等。老年人 6 种常量元素的主要生理作用、平均摄入量（EAR）、推荐摄入量（RNI）、适宜摄入量（AI）及供需失衡、主要来源见表 4-1。

表 4-1　老年人常量元素的生理功能、供需情况及主要来源

常量元素	主要生理作用	EAR	RNI	供需失衡	主要食物来源
钙	构成骨骼和牙齿，维持神经 - 肌肉兴奋性，参与调节和维持细胞功能、体液与酸碱平和，参与血液固、激素分泌	800mg/d	1000mg/d	长期缺钙可致骨质疏松，长期摄入过量增加患肾结石的风险	奶及奶制品、蛋黄、豆类及豆制品、谷物与坚果、菌菇类、海产品、肉类
磷	参与物质代谢，维持机体酸碱平衡	560～590mg/d	670～700mg/d	正常饮食可足量摄取磷	广泛存在于自然界
镁	调节细胞钾、钠分布，维持骨骼生长和神经 - 肌肉兴奋性	206～207mg/d	310～320mg/d	镁缺乏可出现肌肉抽搐或无力，以及各种心血管疾病、糖尿病等	坚果、大豆、绿色蔬菜
钾	参与糖、蛋白质的代谢，维持正常渗透压和酸碱平衡、神经 - 肌肉兴奋性等	AI: 2000μg/d		钾缺乏可引起神经 - 肌肉、心血管、中枢神经等功能性或病理学病变	蔬菜、水果、谷物、肉类
钠	调节细胞外液的容量与渗透压，维持酸碱平衡及神经 - 肌肉兴奋性	AI: 1300～1400μg/d		摄钠过多是高血压原因之一	食盐、味精（谷氨酸钠）、小苏打（碳酸氢钠）、酱油
氯	调节细胞外液的容量与渗透压，维持酸碱平衡，参与血液二氧化碳运输	AI: 2000～2200μg/d		氯缺乏可致乏力、头晕、胃肠道症状、少尿等	食盐

微量元素是在人体内的含量小于0.01%体重的矿物质。老年人7种必需微量元素的主要生理作用、平均摄入量（EAR）、推荐摄入量（RNI）或适宜摄入量（AI）、供需失衡、主要来源见表4-2。

表4-2　老年人必需微量元素的生理功能、供需情况及主要来源

微量元素	主要生理作用	EAR	RNI	供需失衡	主要食物来源
铁	体内血红素和铁硫基团的成分与原料，参与体内氧的运送和组织呼吸过程，维持正常的造血功能	9mg/d	12mg/d	铁缺乏致缺铁性贫血；过量可导致腹泻等胃肠道不良反应	动物肝脏与全血、瘦肉、蛋黄、红枣、黑木耳、菠菜
碘	合成甲状腺激素的成分	AI：120μg/d		碘摄入不足可致甲状腺功能低下等碘缺乏病；长期过量摄入可致高碘性甲状腺肿	海产品：海带、鲜带鱼、紫菜、干贝、淡菜、海参、海蜇等
锌	参与体内多种酶的组成，能保护味觉、改善消化功能，对促进生长发育和提升智力、注意力及免疫力不可或缺	AI：男12.5mg/d；女7.5mg/d		锌缺乏可引起味觉障碍、生长发育不良、皮肤损害和免疫功能损伤等	牡蛎、牛肝、瘦牛肉、羊肉、螃蟹、小麦胚芽、瓜子、花生等
硒	以含硒氨基酸掺入谷胱甘肽过氧化物酶等蛋白肽链的一级结构，参与机体的抗氧化	AI：60μg/d		硒缺乏是克山病（地方性心肌病）发病的主要危险因素	蛋类、海产品、猪肉、动物肝肾紫薯、坚果、蘑菇、豆类
铜	参与铜蛋白和多种酶的构成，促进肠道对铁的吸收，在血红蛋白形成中是铁的"助手"	AI：0.8mg/d		铜缺乏可发生小细胞低色素性贫血	动物内脏、牡蛎、鱼类、虾、瘦肉、豆类、芝麻、菇类、花生及果仁等
钼	是黄嘌呤氧化酶/脱氢酶、醛氧化酶和亚硫酸盐氧化酶的组成成分	85μg/d	100μg/d	正常膳食的老年人不易发生钼缺乏	动物内脏、肉类、蛋类、奶类、豆类、深绿色叶菜、粗粮
铬	三价铬是葡萄糖耐量因子的重要构成成分、胰岛素及某些酶的激活剂	AI：30μg/d		糖、脂代谢紊乱：糖尿病、心脑血管疾病	动物肝脏、肉类、全谷类食物

6. 维生素　维生素在维持人体健康、促进生长发育、调节生理功能和延缓衰老过程中均起重要作用，包括脂溶性维生素（维生素A、维生素D、维生素E、维生素K）和水溶性维生素（维生素C、B族维生素）两大类。大多数维生素在体内不能自行合成、合成较少或不能在组织中贮存，故食物中必须适时供给足量的维生素。

（1）维生素A　参与视觉功能、皮肤健康、机体免疫和代谢、骨骼发育等生理功能，有助于身体免受自由基伤害。维生素A的推荐摄入量为老年男性800μgRAE/d（RAE是视黄醇活性当量），老年女性700μgRAE/d，我国老年人的平均摄入量仅为其70%。但只要荤素搭配，较少发生严重缺乏，老年人缺乏维生素A可致夜盲症和皮肤粗糙等。大剂量补充维生素A会导致急性或慢性中毒。

维生素A主要来源于动物肝脏、蛋黄、全奶等。另外，黄色或橘（橙）红色蔬菜、水果中含有丰富的β-胡萝卜素这一天然色素，进入小肠后可在需要时转变成维生素A，是维生素A最安全的来源。β-胡萝卜素含量较高的食物有胡萝卜、柑橘、红薯、沙棘等。不宜或不能进食足量蔬果的老年人，体内易缺乏维生素A，每周可摄入适量蛋黄或动物肝脏，严重缺乏者宜在医生指导下补充相关制剂。

（2）维生素D　最具生物活性的维生素D是胆钙化醇（维生素D_3）和麦角骨化醇（维生素D_2），

可维持钙磷代谢平衡和骨骼健康。各年龄段人群维生素 D 的平均摄入量为 8μg/d，老年人推荐摄入量为 15μg/d，若通过食物摄入不足则需要通过药物进行补充。老年人维生素 D 缺乏可致骨质疏松症和骨质软化症，过量会致高钙血症和高钙尿症。

通过食物摄入是机体维生素 D 的主要来源，动物肝脏、蛋黄和海鱼等含量较高，植物性食物含量低。另一来源是皮肤中的 7 - 脱氢胆固醇经紫外线照射转变为维生素 D_3，故老年人应增加户外活动，对于接受光照不足的老年人补钙时，应同时补充维生素 D。

（3）维生素 E   是重要的抗氧化剂，能保护多不饱和脂肪酸，减少老年斑的形成，与矿物质硒具有协同抗氧化、抗衰老作用。包括生育酚和三烯生育酚两类，是动物生育繁衍必不可少的物质。我国各年龄段人群的维生素 E 适宜摄入量均为 14mgα - TE/d（α - TE 为 α - 生育酚当量）。维生素 E 缺乏可加速老年人组织细胞老化，促进脂褐素生成，使免疫力下降。但若每日过量服用维生素 E，会出现头痛、眩晕、恶心、血栓性静脉炎、肺栓塞、心衰等。

（4）维生素 C   又称抗坏血酸，可增强血管壁强度，在体内参与氧化还原反应和羟化反应。它能促进铁的吸收和四氢叶酸形成，以防治贫血，还能提高机体免疫力，减轻铅、汞、镉、砷等重金属对机体的毒性，预防肿瘤，维持巯基酶的活性，清除自由基。老年人维生素 C 的推荐摄入量为 100mg/d，缺乏可引起坏血病，表现为机体各个组织器官出血，免疫力下降。过量可引起尿草酸盐排泄量增加，促进泌尿系统结石形成。老年人维生素 C 摄入不足的风险小于摄入过多，尤其是素食的人群，一般不用刻意补充维生素 C 制剂。

人类自身不能合成维生素 C，主要来源于新鲜的蔬菜与水果。维生素 C 含量丰富的蔬菜有彩椒、西蓝花以及其他绿叶蔬菜；维生素 C 含量丰富的水果有酸枣、猕猴桃、柠檬、柚子、橘子、橙子、葡萄等。

（5）B 族维生素   是一类水溶性小分子化合物，化学结构并不相似，多以辅酶形式广泛参与人体内糖、脂肪和蛋白质的代谢过程，人体需要的 B 族维生素包括维生素 B_1、维生素 B_2、维生素 B_6、维生素 B_{12}、泛酸、叶酸、烟酸、胆碱、生物素等。B 族维生素充足有利于维持正常的代谢和良好的食欲，但人体自身无法合成，通过摄入食物获得，需求不高但必不可少，其来源广泛。B 族维生素的生理功能、平均摄入量（EAR）、推荐摄入量（RNI）或适宜摄入量（AI）、缺乏导致的疾病与主要来源等见表 4 - 3。

表 4 - 3   老年人 B 族维生素的生理功能、供需情况及主要来源

B 族维生素	别名	参与生理过程	EAR	RNI	缺乏导致的疾病	主要食物来源
维生素 B_1	硫胺素、抗神经炎素	能量（糖类）代谢	1.0～1.2mg/d	1.2～1.4mg/d	脚气病、神经性皮炎、韦尼克脑病	全谷物与豆类（稻米、小麦、玉米、糙米、黄豆、绿豆等）、种子的胚芽和各种谷物的麸皮，米糠中含量较高 酵母菌、坚果、动物内脏及瘦肉等含量也较丰富
维生素 B_2	核黄素	氧化还原反应和能量代谢	1.0～1.2mg/d	1.2～1.4mg/d	口角炎、唇炎、口腔溃疡、阴囊炎	肝脏等动物内脏中含量最高，蛋黄、奶类、鳝鱼、各种菇类、海带、胡萝卜、彩椒、南瓜、豆类、核桃、花生、西红柿、柑橘或橙子、香蕉、葡萄、梨、猕猴桃、火龙果等

B 族维生素	别名	参与生理过程	EAR	RNI	缺乏导致的疾病	主要食物来源
维生素 B$_6$	吡哆素	氨基酸、脂肪代谢	1.3mg/d	1.6mg/d	末梢神经炎、唇炎、舌炎	酵母粉（酵母菌）中含量最高鸡肉、鱼肉等白肉类、动物内脏、全谷物与豆类、水果类（香蕉、橙子等）、蔬菜（胡萝卜、蘑菇、蒜头等）、坚果类（核桃、花生、葵花子）
维生素 B$_{12}$	氰钴胺素	核酸与红细胞生成	2.0μg/d	2.4μg/d	巨幼细胞贫血	主要由某些消化道细菌合成肉类、牛奶、蛋制品、鱼类等
叶酸	维生素 B$_9$	一碳单位来源氨基酸代谢	320μgDFE/d	400μgDFE/d	巨幼细胞贫血	由消化道内的微生物和植物合成各种绿叶蔬菜与常见水果、芦荟、燕麦、豆类与坚果、动物肝脏
泛酸	维生素 B$_5$	糖、脂肪和蛋白质转变为能量	AI：5.0mg/d		营养不良相关疾病	蜂王浆、酵母、小麦、花生、米糠、豌豆、蛋、动物肝脏
烟酸	维生素 B$_3$、尼克酸	生物氧化还原反应	8～11mgNE/d	10～14mgNE/d	癞皮病	动物肝脏、肉类、酵母、花生、豆类、茶叶和咖啡
生物素	维生素 B$_7$、维生素 H	脂肪酸合成和糖异生	AI：40μg/d		少见	动物肝脏、酵母、鸡蛋、花生、豆类、燕麦、玉米、马铃薯、甜菜和葡萄
胆碱	乙酰胆碱前体	甲基供体合成与代谢	AI：400～500mg/d		肝脏脂肪变性	蛋黄、鱼肉、动物肝脏、海产品、鸡胸肉、瘦肉、虾、牛奶、豆类、花生、西蓝花、莴苣

7. 水分 对维持人体各项功能非常重要，人体水分含量减少会影响细胞的生存环境，减慢体内有害代谢产物的排泄，老年人身体对缺水的耐受性下降。老年人应足量饮水，养成少量多次饮水和主动饮水的习惯，可在清晨喝一小杯温开水，睡前 1～2 小时喝一小杯水，运动前后喝水若干，不应在感到口渴时才喝水。每天水分推荐总摄入量（包括食物含水量）为 2.7～3.0L，推荐饮水量 1.5～1.7L，以温热的白开水为主。具体饮水量应该根据个人状况调整，在高温天气或进行中等运动强度的活动时，应适当增加饮水量。

（二）饮食保健原则

1. 营养比例适当 在饮食中，应首先确保营养的均衡。在摄入足够蛋白质的基础上，应限制热量的摄入，选择低脂肪、低糖、低盐、高维生素及富含钙、铁饮食。

2. 食物种类多样 各种食物中所含营养素成分不同、营养价值也不同，应食用多种食物，充分利用营养素之间的互补作用，以满足机体的需求。在选择食物时，应注意粗粮和细粮的搭配、植物性食物和动物性食物的搭配、蔬菜与水果的搭配。

3. 科学安排饮食 应科学安排饮食的量和时间。每日进餐定时定量，早、中、晚三餐食量的比例约为 30%、40%、30%，切勿暴饮暴食或过饥过饱。

4. 注意饮食卫生 保持餐具的清洁；不吃变质的食品；应用健康的烹饪方法制作食品，少吃腌制、烟熏及油炸食品。

5. 进食宜缓、暖、软 进食时应细嚼慢咽，不宜过快；食物的温度应适宜，不宜过冷或过热；食物以松、软为宜，有助于消化。

6. 戒烟、限酒、少饮茶　吸烟可使血中二氧化碳浓度增高、血脂升高；过度饮酒可增加脑血栓形成的概率；饮浓茶对胃肠道产生刺激。

二、睡眠与休息保健

（一）休息与睡眠的特点

老年人的睡眠时间相对较短，一般每日为 6~8 小时；而且睡眠质量不佳，容易出现失眠、入睡困难、睡后易醒等睡眠障碍症状。

（二）老年人睡眠保健措施

1. 调整卧室环境　调节卧室的光线和温湿度，保证起居室温湿度适宜，无异味、安静；尽量减少声、光的刺激；为老年人选择合适的寝具，如床、枕头应高低合适、软硬适中，枕头高度多以自己一个拳头的竖高为宜。成人的枕高通常为 6~9cm，枕头的高度可根据老年人习惯适当调整，但不宜太高。侧卧时枕高应与肩宽相同，防止头部上下偏移，影响睡眠；卧室内不放有滴嗒声的闹钟，保持情绪稳定，利于睡眠。

2. 采取适当的睡眠姿势　根据老年人情况采取适宜的睡眠姿势，如患心力衰竭的老年人睡眠要取半卧位，减少回心血量，从而减轻肺淤血和心脏的负担，改善呼吸困难症状；肺部及胸腔疾病应采取患侧卧位睡眠，可以减少因呼吸运动造成的胸痛，也可使健侧肺的呼吸运动不受影响。

3. 做好睡前准备工作　老年人看电视、手机等电子产品，不可太晚，以免影响睡眠；临睡前洗漱，最好洗热水澡或用热水泡脚，可使全身放松易于入睡；睡前喝杯热牛奶；睡前不带不良情绪上床，不过度思虑；睡前用手指梳头、按摩头皮或床上做一些简单放松小运动可促进睡眠；睡前排空大小便，穿着宽松睡衣。

三、排便保健

（一）排便的特点和保健措施

老年人容易出现便秘和便失禁。老年人由于胃肠蠕动减慢，常出现便秘，即：排便的次数减少，一周内排便次数少于 3 次，且失去规律性，大便干硬，导致排便困难，每次排便时间较长，可长达 30 分钟以上；老年人又由于肛门内、外括约肌的张力下降，容易出现便失禁，即：排便不受意识控制，导致大便不自主排出。

1. 便秘的防治措施
（1）多摄入富含纤维的蔬菜、水果和具有润肠作用的食物。
（2）每日适当活动、运动。
（3）养成清晨空腹饮一杯白水或蜂蜜水的习惯。
（4）自我由右向左按摩腹部。
（5）及时排便。
（6）必要时使用开塞露，或遵医嘱使用一些缓泻药物。

2. 便失禁的防治措施
（1）选择营养丰富、易消化、吸收、少渣、少油的食物。
（2）掌握排便规律，按时排便。
（3）及时治疗疾病。
（4）腹泻时注意补水、保持皮肤清洁、干燥。

（二）排尿的特点与保健措施

老年人容易出现夜尿和尿失禁。由于膀胱容量减少，夜间肾小球滤过率增加，夜间排尿次数增加。尿失禁是指尿道括约肌不能控制膀胱排尿，在不排尿的情况下，尿液自尿道不自主地流出。老年人往往因前列腺增生肥大、膀胱颈括约肌老化松弛或泌尿系统炎症而多发充盈性尿失禁、压力性尿失禁和紧迫性尿失禁。

1. 夜尿的防治措施

（1）晚餐后少饮水，睡前排尿。老年人晚餐后，不要饮用咖啡、浓茶，入睡前尽量少或不饮水，包括含水分多的水果；睡前尽量排空膀胱。

（2）卧室设有夜间照明设施，便于如厕。老年人卧室及通道要安装夜灯，床边应有电灯开关或备有手电筒；若卧室内没有卫生间，可在床边备有便器以方便老年人使用。

2. 尿失禁的防治措施

（1）适当参加各种锻炼活动。老年人身体许可时，可坚持每日做仰卧起坐，以增加腹肌和盆腔肌肉的弹性，以利于控制排尿。

（2）及时排尿，不憋尿。老年人在外出旅行或参加活动时，应注意及时排尿。

（3）适量饮水。老年人一方面应每日饮水充足，不应恐惧尿失禁，而大量减少饮水量；另一方面，在排尿不便时（如夜间睡觉前），应适量控制饮水。

（4）积极治疗泌尿系统炎症。老年人发生泌尿系统炎症时，应积极、及时治疗，避免因炎症引起的紧迫性尿失禁。

（5）尿失禁时，注意保持皮肤清洁、干爽。老年人在发生尿失禁时，应及时更换衣服，清洁会阴部皮肤；家庭成员应注意关注、体贴、安慰老年人，尽量减少老年人的窘迫感。

（三）活动与运动保健

1. 活动与运动的原则

（1）因人而异，选择适宜　应根据自己的身体状况、所具备的条件，选择适合自己的运动种类、时间、地点。一般而言，运动时间以每日 1～2 次、每次 30 分钟为宜，每日运动的总时间不超过 2 小时；运动的场地最好选择在空气新鲜、环境清净、地面平坦的地方；运动的强度应根据老年人运动后心率而定，其计算方法为：一般老年人运动后适宜心率（次/分）= 170 - 年龄；身体健壮的老年人可采用运动后最高心率（次/分）= 180 - 年龄。

（2）循序渐进，持之以恒　活动或运动的强度应由小到大、逐渐增加，并坚持。

（3）自我监护，确保安全　在活动或锻炼过程中，一定要注意自我感觉。当出现不适觉时，应立即停止活动；出现严重不适感觉时，应及时就医。

2. 常用的健身方法

（1）散步　可根据自身及环境的条件，选择空气新鲜、行走安全的地点、适当的时间，以每分钟 80～90 步，每日步行 30～60 分钟。步行过程中，应注意使自己脉搏保持在 110～120 次/分为宜。

（2）游泳　游泳的姿势不限，但速度不宜过快、时间不宜过长。一般而言，以每日 1 次或每周 3～4 次、每次游程不超过 500m 为宜。参加游泳锻炼时应注意：游泳前做好准备活动；水温不宜过低；游泳过程中，若感到不适，如头晕、恶心等，应暂停游泳；患有严重心血管疾病、皮肤病及传染病的老年人不宜参加游泳锻炼。

（3）跳舞　应根据自己身体的状况，选择适当节奏的舞曲。

（4）球类运动　可根据自己的兴趣、身体状况，选择适合的球类运动，如门球、乒乓球、台球、健身球等。

（5）太极拳和气功　这两项运动动作缓慢、柔和，协调、动静结合，不仅可以调节老年人的心境，还可以强身健体。

（四）日常安全的防护

1. 跌倒的防护

（1）自身防护措施

1）老年人在变换体位时，动作不宜过快，以免发生体位性低血压；在行走时，速度也不宜过快，迈步前一定要先站稳。

2）老年人洗浴时，时间不宜过长（一般不超过20分钟），温度不宜过高（一般水温以35～40℃为宜），提倡坐式淋浴。

3）老年人外出时，尽量避开拥挤时段，避免上、下公共汽车拥挤；同时一定要严格遵守交通规则。

（2）居室内、外环境及设施安全的要求

1）老年人居室内的走廊、卫生间、楼梯、拐角等暗处应保持一定亮度，以免老年人因视力障碍而跌倒；居室内夜间也应保持一定亮度，以便于老年人起床如厕。

2）老年人居室内地面应使用防滑材料，最好选择木质地板；门口地面最好不要有门槛。

3）老年人浴室的地面及浴盆内应放置防滑垫；浴室及厕所内应设有扶手；沐浴时有穿脱衣服的坐椅；浴室及厕所的门最好向外开，以便于发生意外时利于救护。

2. 用药安全

（1）老年人用药原则

1）少用药，勿滥用药　老年人应以预防为主，尽量少用药；当必须用药时，应遵医嘱对症治疗，尽量减少用药品种，并且以小剂量开始服用。

2）注意联合用药　老年人往往同时服用多种药物，应特别注意药物的配伍禁忌。如中药与西药不要重复使用，避免拮抗；兴奋药与抑制药、酸性药与碱性药不能同时服用等。

3）密切关注用药反应　老年人用药后应密切关注有无各种不良反应，若出现皮疹、麻疹、低热、哮喘等症状，应及时就医。

（2）常用药物的注意事项

1）降压药物　降压药是老年人常用药物之一。老年人在服用降压药时，应注意降压要适度，一般以收缩压下降10～30mmHg、舒张压下降10～20mmHg为宜，防止因降压过低、过快而引起心、脑、肾的缺血；同时应监测24小时动态血压，以确定最佳的用药剂量和服药时间；一般而言，降压药最佳的服用时间为每日7：00、15：00和19：00；睡前不宜服用降压药，以免诱发脑卒中。

2）抗生素　老年人在服用抗生素时，应注意其剂量和疗程，以免引发肠道菌群失调等问题。

3）胰岛素　老年人在服用胰岛素过程中，由于肝功能衰退，对胰岛素的灭活能力降低，从而使胰岛素作用时间延长，容易发生低血糖反应。因此，老年糖尿病患者在服用胰岛素时，应注意监测自身血糖、尿糖的变化，及时调整胰岛素的用量，以免发生低血糖。

4）解热镇痛类药　老年人由于对解热镇痛类药的作用比较敏感，在服用时宜采用小剂量；同时注意监测，避免诱发消化道出血。

5）镇静催眠药　老年人在服用镇静催眠药时，应注意采用小剂量，且最好几种镇静催眠药交替服用；服用镇静催眠药的老年人不宜突然停药，以免出现失眠、兴奋、抑郁等问题。

内容回顾　答案解析

✎ 练习题

一、选择题

1. 与老年人容易发生的腰酸背痛有密切关系的营养素是（　　）

   A. 钙　　　　　　　　B. 铜　　　　　　　　C. 维生素 A

   D. 维生素 C　　　　　E. 钠

2. 老年人保证充足的维生素 E 供给量是为了（　　）

   A. 抗疲劳　　　　　　B. 增进食欲　　　　　C. 增强机体的抗氧化功能

   D. 降低胆固醇　　　　E. 防止便秘

3. 蛋白质的食物来源不包括（　　）

   A. 肉类食物　　　　　B. 蛋类食物　　　　　C. 大豆类食物

   D. 蔬菜类食物　　　　E. 以上均正确

4. 以下不利于提升老年人睡眠质量的是（　　）

   A. 安静适宜的卧室环境　　　　　　B. 睡前平稳舒缓的情绪

   C. 软硬适中、高度合适的枕头　　　D. 睡前喝浓茶、咖啡

   E. 手指梳头、按摩头皮

5. 王爷爷排便次数明显减少，一周内只排便 2 次，大便干结，应考虑发生（　　）

   A. 便秘　　　　　　　B. 粪便嵌塞　　　　　C. 腹泻

   D. 排便失禁　　　　　E. 肠胀气

二、思考题

1. 老年人用药安全原则有哪些？

2. 老年人饮食保健原则有哪些？

（李　鑫）

第四节　老年人常见疾病的预防保健

PPT

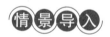

情景：张某，男，65 岁，退休干部，生气后突然出现心前区疼痛半小时，疼痛呈压榨性闷胀感，并向左肩背部放射，伴恶心、呕吐和大汗。既往有高血压病史，常有应酬，30 年抽烟、饮酒史。查体：体温 37.1℃，心率 90 次/分，血压 140/90mmHg，身高 168cm，体重 82kg，神志清，肥胖体型，心电图呈典型性心肌缺血性改变。

思考：

1. 请给出该患者的初步诊断和病因分析。

2. 老年人常见病的预防措施？

一、高血压病

（一）病因

高血压是一种以体循环动脉压升高为主要特点的临床综合征，是老年人的常见病。医学界普遍认为其发病原因是在一定的遗传背景下，由于多种环境因素参与，使正常血压调节机制失常所致。环境因素主要有饮食原因（高盐高脂饮食、低钾、低钙、饮酒等）、体重增加、精神应激等。

（二）临床表现

高血压既是独立的心血管疾病，可出现头晕、头胀、记忆力减退、头痛等，随着病情的发展，又会导致心、脑、肾三个重要的生命器官病变。从而产生冠心病、心力衰竭、脑出血、脑梗死、肾功能衰竭、尿毒症等严重的并发症。

（三）预防

1. 一级预防　即消除高血压的病因或易患因素。老年人应特别注意合理膳食，控制热能和体重，减少脂肪摄入，多吃蔬菜和水果；严格限制钠盐摄入，每人每日食盐摄入量宜控制在 6g 以下；每日摄入足量的钾、镁、钙；戒烟酒或严格限制烟酒；根据年龄及身体状况选择慢跑、快步走、打太极拳、练气功等不同运动方式，控制好血压，减轻体重，增强体力，降低胰岛素抵抗；保持健康的心理状态，注意心理平衡及情绪的调整，减少精神压力。

2. 二级预防　指对已发生高血压的人群所采取的预防措施，防止高血压进一步发展，做到早期发现、早期诊断、早期治疗。

3. 三级预防　主要是对已并发心脑血管疾病的高血压患者并发症的预防。其并发症多为全身动脉硬化所致，如冠状动脉粥样硬化、脑动脉硬化、肾动脉硬化以及眼底动脉硬化而引起心、脑、肾等并发症的发生，对重度高血压患者进行抢救，同时进行康复治疗，提高生活质量。

二、冠心病

（一）病因

冠心病是老年人最常见的一种心血管病，主要是由于冠状动脉血管发生粥样硬化而引起，主要由于患者平常饮食不合理，体内脂质代谢紊乱，使得血胆固醇沉积在血管壁上，从而导致冠状动脉血管壁硬化、血栓形成及血管堵塞。

（二）临床表现

主要临床表现有心肌缺血、缺氧而导致的心绞痛、心律失常，严重者可发生心肌梗死，使心肌大面积坏死，危及生命。

（三）预防

老年人应慎食或节食油腻、炙燥、辛辣、生冷食物，控制总热量的摄入，控制高胆固醇、高脂肪食物和食糖摄入，多吃能降脂的蔬菜，如芹菜、萝卜、西红柿、黄瓜、苦瓜、大蒜、香菇、海带等；不吸烟、不酗酒；保持适当的体育锻炼；生活要有规律，保持足够的睡眠；保持情绪稳定，切忌急躁、激动或闷闷不乐；积极防治与冠心病关系密切的老年慢性疾病，如高血压、高脂血症、糖尿病等。

三、高脂血症

（一）病因

高脂血症是指由于血脂水平过高，直接引起一些严重危害人体健康的疾病，如动脉粥样硬化、冠心病、胰腺炎等。高脂血症可分为原发性和继发性两类。原发性与先天性及遗传有关，是由于单基因缺陷或多基因缺陷，使参与脂蛋白转运和代谢的受体、酶或载脂蛋白异常所致，或由于环境因素（饮食、营养、药物）和通过未知的机制而致。继发性多发生于代谢性紊乱疾病（糖尿病、高血压、黏液性水肿、甲状腺功能低下、肥胖、肝肾疾病、肾上腺皮质功能亢进），或与其他因素年龄、性别、季节、饮酒、吸烟、饮食、体力活动、精神紧张、情绪活动等有关。

（二）临床表现

高脂血症的临床表现主要是脂质在真皮内沉积所引起的黄色瘤和脂质在血管内皮沉积所引起的动脉硬化。

（三）预防

调整合理饮食，减少饱和脂肪酸和胆固醇的摄入。调整生活、工作方式，积极参加体育活动，避免久坐不动，控制体重。戒烟限酒。

有冠心病、糖尿病及原发性高脂血症家族史者，应每年定期进行血脂、血糖、肝功能等全面检查。

四、糖尿病

（一）病因

糖尿病是一组以由多种原因引起的胰岛素分泌缺陷和（或）作用缺陷而导致的以慢性血葡萄糖水平增高为特征的代谢疾病群，属于内分泌代谢系统疾病。糖尿病的病因主要是遗传因素和环境因素共同参与其发病过程，其诱发因素主要有感染、肥胖、体力活动少、妊娠等。

（二）临床表现

临床上主要表现为代谢紊乱和急、慢性并发症。血糖升高后，有烦渴、多尿、多饮、多食、易饥、疲乏、消瘦、尿糖等表现，典型患者常被描述为"三多一少"，即多尿、多饮、多食、体重下降。急性并发症主要表现为糖尿病酮症酸中毒、高渗性昏迷、感染，并可在动脉硬化及微血管病变基础上产生多种慢性并发症，如糖尿病性心脏病、糖尿病性肢端坏疽、糖尿病性脑血管病、糖尿病性肾病、糖尿病性视网膜病变及神经病变等。

（三）预防

合理饮食，防止和纠正肥胖。严格控制糖分和脂肪摄入量，在饮食中增加膳食纤维的量，多吃一些蔬菜、麦麸、豆类及整谷，并注意补充维生素和无机盐。控制碳水化合物占食物总热量的50%～65%，脂肪占食物总热量的15%～20%，蛋白质占食物总热量的10%～15%。增加体力活动，参加体育锻炼。积极发现和治疗高血压、高脂血症和冠心病。戒除烟酒等不良习惯。对中老年人定期进行健康查体，除常规空腹血糖外，应重视餐后2小时血糖测定。

五、慢性支气管炎

（一）病因

慢性支气管炎是一种常见老年病，通常是患者由于感冒、吸烟、机体过敏、气候变化、大气污染等原因，使支气管和细支气管刺激所致。

（二）临床表现

患者有发热、畏寒、身痛、咳嗽、咳痰、喘息等症状，病情严重者咳嗽、喘鸣几乎终年不停，不能平卧，并呼吸困难，继续发展可并发肺气肿，甚至肺心病而危及生命。

（三）预防

老年人在气候变化大的季节应特别注意预防感冒，感冒后要及时就医；平时应少吃或忌食生冷、过咸、辛辣、油腻及烟、酒等刺激性食物，减少或避免对呼吸道的刺激，多吃止咳、平喘、祛痰、温肺、健脾的食品，如白果、枇杷、栗子、百合、海带、紫菜等，增强免疫力；居住的室内要经常开窗，保持空气流通，床单、被褥、衣物要勤于更换和清洗，减少过敏源；适当进行体育锻炼，以利改善呼吸系统的机能，增强对寒冷和疾病的抵抗力。

六、慢性胃肠炎

（一）病因

主要病因是幽门螺杆菌感染致胃黏膜和肠黏膜发炎。不良生活习惯如吸烟、酗酒、不进食早餐、辛辣食物，运动量少等是诱发因素。

（二）临床表现

主要临床表现为食欲减退、上腹部不适和隐痛、嗳气、泛酸、恶心、呕吐、饱胀、消化不良、大便颜色及形态改变，检查有持续隐血情况。

（三）预防

查出幽门螺杆菌时应及时通过药物治疗将其消除。戒烟限酒，禁忌辛辣食物，多食薯类，如红薯、土豆、芋头等。增加体育锻炼，增加胃肠运动。

七、脑血管病

（一）病因

高血压病和动脉粥样硬化是脑血管病最主要和常见的病因。有资料表明，脑出血患者有93%有高血压病史，脑血栓形成患者也有86%有高血压病史，70%的脑血管病患者有动脉粥样硬化病史。心脏病是脑栓塞的主要原因之一。风湿性、高血压性、冠状动脉硬化性心脏病及亚急性细菌性心内膜炎等，均有可能产生附壁血栓，易发生脑栓塞。另外，颅内血管发育异常所致的动脉瘤、动静脉畸形，是蛛网膜下隙出血和脑出血的常见病因。某些炎症可侵犯脑膜、脑血管，或单独侵犯脑血管引起脑动脉炎，如化脓性、结核性、霉菌性炎症和风湿病等，均可引起脑血管病。目前，还发现一些药物，如降压药、镇静剂、止血药、避孕药、利尿剂等，也是诱发缺血性脑血管病的重要因素。

（二）临床表现

主要表现为突然口眼歪斜，口角流涎，说话不清，吐字困难，失语或语不达意，吞咽困难，一侧肢体乏力或活动不灵活，走路不稳或突然跌倒。患者突然出现剧烈的头痛、头晕，甚至恶心、呕吐。有的面、舌、唇或肢体麻木，也有的表现眼前发蒙或一过性视物不清、耳鸣或听力改变，甚至意识障碍，表现为精神萎靡不振、嗜睡或整日昏昏沉沉。性格也一反常态，突然变得沉默寡言、表情淡漠、行动迟缓或多语易躁，也有的出现短暂的意识丧失，这和脑缺血有关。

（三）预防

有效地控制血压，可明显的降低脑血管病的发病率。在饮食方面，既不能片面限制高脂肪的摄入，也不能过食肥甘厚味，要科学合理地安排饮食。积极治疗各种心脏病，也是预防和治疗脑血管病的重要措施。此外，应避免造成脑血管病发生的一些诱因，如情绪不佳（生气、激动）、饮食不节（暴饮暴食、饮酒不当）、过度劳累、用力过猛、超量运动、突然坐起等体位改变、大便秘结、看电视过久等。

八、肿瘤

（一）病因

肿瘤是机体细胞在各种始动与促进因素作用下产生的增生与异常分化所形成的新生物。肿瘤分为良性、恶性和生物学行为上介于两者之间的临界性肿瘤。恶性肿瘤的病因尚未完全清楚，目前认为恶性肿瘤的发生与化学、物理、生物等外界因素和遗传、内分泌、免疫等内在因素有密切关系。

（二）临床表现

一般把肿瘤的症状分为局部症状与全身症状两部分。局部症状主要是由于肿瘤引起的继发症状，如疼痛、压迫、溃疡、出血、感染、梗阻或功能障碍等，使患者感到不适与痛苦，特别是肿瘤压迫与侵犯神经时，会有不同程度的疼痛。根据肿瘤生长部位不同，还会有许多特殊症状，如胰头癌、胆管癌可引起黄疸；脑室、脑膜肿瘤可引起颅压升高等。肿瘤早期出现的全身症状一般比较轻微、局限。肿瘤的全身症状与病期及肿瘤发生的部位有关。早期肿瘤常无全身症状，或仅有轻微乏力不适、食欲不振；中、晚期肿瘤，由于肿瘤消耗大量营养物质并产生许多毒素，患者陆续出现较明显的全身症状，如体重下降、虚弱、发热、贫血、水肿、腹水、皮肤及关节疾患、广泛脏器转移所致的症状等。

（三）预防

肿瘤预防主要通过降低肿瘤的发病率来降低肿瘤的死亡率。具体包括通过远离各种环境致癌风险因素、减少肿瘤发病相关的感染因素、改变不良生活方式、适当的运动、保持精神愉快以及针对极高危人群或者癌前病变采用一定的医疗干预手段来降低肿瘤的发病风险。世界卫生组织认为，40%以上的癌症是可以预防的。恶性肿瘤的发生是机体与外界环境因素长期相互作用的结果，因此肿瘤预防应该贯穿于日常生活中并长期坚持。

知识链接 --

老年人群慢性疾病，全球公共卫生普遍问题

当前，我国正处于由快速老龄化向深度老龄化迈进的阶段，老年人是慢性病患病率和发病率最高的人群。国家卫生健康委统计显示，我国有超过1.9亿老年人患有慢性病。其中，75%的60岁及以上老年人至少患有1种慢性病，43%有多病共存（同时患有2种及以上疾病）。

在世界卫生组织向全球发布的健康公式中，影响健康的因素个人生活方式占60%，遗传占15%，环境因素占17%，而医疗服务因素仅占8%。因此，生活方式是最可被控制以及最有影响力的因素。通过合理膳食、适量运动、戒烟戒酒和心理平衡这四大基石来改善生活方式，对慢性病的防控将起到非常重要的作用。

内容回顾　　答案解析

练习题

一、选择题

1. 下列不属于高血压预防措施的是 （　　）

 A. 控制热能和体重，减少脂肪摄入

 B. 多吃蔬菜和水果

 C. 严格限制钠盐摄入

 D. 高蛋白饮食

2. 糖尿病的诱发因素主要有 （　　）

 A. 感染　　　　　　　　　　　B. 肥胖

 C. 体力活动少　　　　　　　　D. 妊娠

3. 慢性胃肠炎主要病因是由于 （　　） 感染致胃黏膜和肠黏膜发炎

 A. 大肠埃希菌　　　　　　　　B. 痢疾杆菌

 C. 沙门氏菌　　　　　　　　　D. 幽门螺杆菌

4. 关于肿瘤的说法，不正确的是 （　　）

 A. 肿瘤发病与相关的感染因素有关，与生活方式无关

 B. 肿瘤预防主要通过降低肿瘤的发病率来降低肿瘤的死亡率

 C. 世界卫生组织认为 40% 以上的癌症是可以预防的

 D. 肿瘤预防应该贯穿于日常生活中并长期坚持

5. 脑血管病最主要和常见的病因有 （　　）

 A. 缺乏体育锻炼　　　　　　　B. 动脉粥样硬化

 C. 炎症　　　　　　　　　　　D. 精神高度紧张

二、思考题

1. 简述高血压的一级预防。

2. 简述糖尿病的预防措施。

（邓广飞）

书网融合……

本章小结　　　　微课1　　　　　微课2　　　　　微课3　　　　　题库

第五章 实践指导

任务一 儿童生长发育水平评价与保健

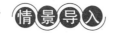

情景：某男童，4周岁，体重16kg，身高107cm，身体健康状况良好。现由家人带到社区卫生服务中心进行生长发育水平评价。

思考：

1. 请利用三项指标综合评价法为该儿童进行生长发育水平评价。

2. 请为该家庭成员进行儿童体格发育评价的健康宣教。

一、任务分析

完成该任务需要保健护理员熟练掌握儿童体格发育评价时间要求及常用指标及参数，并能熟练掌握儿童体重、身高、头围、上臂围、皮下脂肪的测量方法，根据测量数据利用三项指标综合评价法准确进行儿童生长发育水平评价。

在任务实施过程中，应具备良好沟通能力，使家属了解儿童现阶段的生长发育情况。

二、任务实施

（一）评估

1. 通过测量，查看并记录儿童体格发育评价常用指标（体重、身高、上臂围和皮下脂肪）。

2. 通过与家属沟通，充分评估儿童家属对儿童体格发育评价的认知情况。

（二）准备

1. 环境准备 环境干净整洁，光线适宜，温度适宜。

2. 操作人员准备 穿着干净白服，指甲修剪至合适长度，去除手部饰物，佩戴好口罩。

3. 用物准备 软尺、笔、记录本、计算器等。

（三）实施步骤

1. 测量儿童体格发育评价常用指标（体重、身高、上臂围、皮下脂肪），儿童体重及身高的测量方法详见第一章"儿童体格生长常用指标"知识内容。

（1）上臂围测量

1）测量方法 沿肩峰与尺骨鹰嘴连线中点的水平绕上臂一周长度。

2）评估标准 1~5岁儿童的上臂围正常值应在13.5cm左右。通常儿童的上臂围反映机体的营养状况，与体重密切相关，正常情况下，5岁以内的儿童上臂围的变化不大。其中上臂围 >13.5cm 为营养良好，12.5~13.5cm 为营养中等，<12.5cm 考虑营养不良。

（2）皮下脂肪测量

1）测量方法　用精密小卡尺作为量具进行测量，测量用拇指及食指将测量部位皮下脂肪捏起，将卡尺钳板插入捏起的皮褶两边至底部并轻轻钳住，钳子测量其厚度，记录读数至 0.1mm。测量三次取平均值。

2）常用测量部位　①腹部皮脂测量时，是沿着锁骨中线平脐处捏起皮褶，方向与躯干长轴平行。②大腿部位采用的方法是：使儿童大腿屈曲外展，在大腿内侧上 1/3 处和中 1/3 交接处捏起皮褶，方向与大腿长轴平行。腰部、背部及肱二头肌部的皮下脂肪测量，学龄前儿童通常不采用。

3）测量标准　儿童皮下脂肪厚度标准是 0.8cm 以上，在 1cm 以上说明儿童营养状况良好，如果厚度小于 0.5cm，则证明儿童可能存在营养不良。

2. 按要求于记录本准确记录测量参数。

3. 利用三项指标（年龄/身高、年龄/体重、身高/体重）综合评价法判断该儿童生长发育水平。

（1）根据"年龄/身长"数值，判断该 4 岁男童身高的正常范围。

（2）根据"年龄/体重"数值，判断该 4 岁男童体重的正常范围。

（3）根据"身高/体重"数值，判断是否存在急性营养不良和慢性营养不良情况。

（4）用上臂围及皮下脂肪测量情况综合判断儿童生长发育水平，得出结论。

4. 基于上述结论与家属共同探讨儿童近期营养状况与健康保健等内容，有针对性地进行儿童生长发育水平健康宣教。

三、评价

1. 熟悉体重、身高、头围、上臂围、皮下脂肪测量的操作流程，操作步骤准确，测量数值准确。

2. 准确利用三项指标综合评价法进行儿童生长发育水平评价。

3. 语言表达良好，将健康保健知识有效传递家属。

四、操作考核

该项操作的评分标准包含评估、计划、实施、评价四个方面的内容，总分为 100 分。考核时间 10 分钟，环境和用物准备 5 分钟，操作 5 分钟。

1. 儿童生长发育水平评价与保健评分标准

考核内容		考核点	分值	评分要求	扣分	得分	备注
评估 （15分）	儿童	目前的生命体征、意识状态、心理情绪状态，有无惊恐、焦虑	6	未评估扣6分，不完整、不规范各项扣1~2分			
	环境	干净、整洁、安全、温湿度适宜	3	未评估扣3分，不完整扣1~2分			
	检查人员	着装整齐，洗手	3	未执行扣1~3分			
	物品	用物准备齐全	3	少一件扣1分，扣完3分为止			
计划 （5分）	预期目标	对儿童生长发育水平进行评价与保健	5	未表述扣5分			

续表

考核内容		考核点	分值	评分要求	扣分	得分	备注
实施 (60分)	观察情况	观察生命体征是否平稳、儿童情绪是否哭闹等	2	未检查扣2分			
	体重测量	调节儿童体重秤指针至零点	2	未操作扣2分			
		称重前确定空腹并排空膀胱，协助儿童脱下外套及鞋子，穿单衣进行测量	3	动作粗暴扣1分 未解衣物扣1分 未确定空腹扣1分			
		儿童稳站于体重秤的站板上，两手自然下垂，不可接触其他物体，待体重秤指针稳定后，准确读数并记录	3	方法欠标准扣1~3分			
		如儿童不能合作或病重不能站立，可用成人体重秤，由测量者（或家属）抱儿童一起称重，称后减去成人的体重，即为儿童体重	5	少做一项扣2分，方法欠标准扣2~3分			
	身高测量	脱去鞋、帽、袜，让儿童站立在立位测量器上或带有身高量杆的体重秤上	2	少做一项扣2分，方法欠标准扣1分			
		使儿童足跟、臀部、肩胛骨及枕部同时靠在量杆上，两眼正视前方，抬头挺胸收腹，两臂自然下垂，两足跟并拢，足尖分开60°	3	少做一项扣1分，方法欠标准扣1~2分			
		测量者移动测量器头顶板，与儿童头顶接触，头顶板与量杆呈90°，读出身高厘米数	5	少做一项扣2分，方法欠标准扣2~3分			
	上臂围测量	测量者在儿童上臂最粗处，即肩峰和肘部之间的距离处	2	方法欠标准扣1~2分			
		测量者将软尺放在测量位置上，确保软尺紧贴皮肤但不要过紧	3	方法欠标准扣1~3分			
		测量者轻轻拉起软尺，记录下软尺上的刻度值，即为儿童上臂围的长度。为了确保准确性，可以重复测量三次取平均值	5	少做一项扣2分，方法欠标准扣2~3分			
	皮下脂肪测量	测量者分别在规定部位（腹部、大腿）进行测量	3	方法欠标准扣1~3分			
		测量者使指针归零，将皮褶厚度计放在测量位置上，夹住皮肤和肌肉进行测量	2	方法欠标准扣1~2分			
		测量者读取指针上的刻度值，即为该部位的皮下脂肪厚度	5	少做一项扣2分，方法欠标准扣2~3分			
	评估	正确评估生长发育情况与保健	5	评估错误0分，不到位扣2~3分			
	整理记录	整理用物，安排儿童休息	5	无整理扣5分，整理不到位扣2~4分			
		洗手	2	不正确洗手扣2分			
		记录测量情况并评价	3	不记录扣3分			
评价 (20分)		体格测量方法步骤正确	5				
		正确评价生长发育水平，结合测量结果进行保健宣教	5				
		态度和蔼，操作过程动作轻柔，关爱儿童	5				
		与家属沟通有效，取得合作	5				
总分			100				

2. 儿童生长发育水平评价与保健操作流程

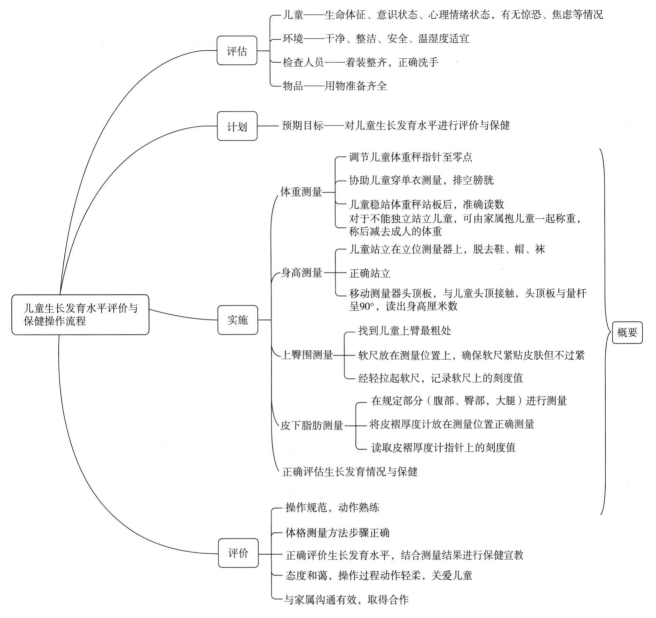

图 5-1　儿童生长发育水平评价与保健操作流程

3. 儿童生长发育水平评价与保健操作记录单

日期		时间		照护者	
儿童姓名		年龄		操作时间	
任务名称					
操作流程		要点记录		评价结果	

续表

评估	儿童		
	环境		
	物品		
	检查者		
实施	体格测量		
	生长发育水平综合评价		
	保健宣教内容要点		
	整理记录		
自我评价	安全性		
	规范性		
	有效性		
	人文关怀		
反思总结			

操作者：

操作日期：

任务二　青少年常见健康问题分析与保健

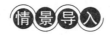

情景： 8 岁的东东放暑假了，最近妈妈发现他看电视有时候会眯着眼睛，经常揉眼睛，妈妈带东东去社区医院进行视力筛查。

思考：

1. 请为东东妈妈解读视力报告。

2. 请为东东制定合理的保护视力的方案。

一、任务分析

完成该任务需要保健护理员具备丰富的专业知识和经验、高综合素质、良好的职业素养，具备与儿童及家长沟通的能力；需要熟悉儿童青少年的身心发育特点，学会解读视力筛查的报告，建立视力档案，确保视力问题能够及早发现、及早干预、避免进展，维护青少年身心的健康成长。

在任务实施过程中，要注意根据不同家庭的实际情况为青少年近视制定个性化防控方案，与家属沟通时要用通俗易懂的语言，使其了解青少年视力目前的情况。

二、任务实施

（一）评估

1. 查看青少年视力筛查报告中各项指标的情况。

2. 评估青少年的家庭情况、青少年的年龄、用眼情况等。

（二）准备

1. 环境准备　环境干净整洁，光线适宜。

2. 保健护理员准备　着装整洁，剪短指甲，清洁并温暖双手，戴口罩。

3. 用物准备　报告单、笔、记录本等。

（三）实施步骤

1. 解读视力筛查报告单，如图 5 - 2 所示。

```
姓名：东东          年龄：8 岁 2 个月
时间：2023.07.23    AM 9：30



<OD>        S        C        A
          -2.00    -0.5     175
```

OD/OS：分别表示右眼/左眼。

图 5 - 2　解读视力筛查报告单

解读：S 表示球镜度数，指远视或者近视度数；"-" 代表近视，"+" 代表远视。根据报告显示：东东的右眼 "-2.00"，代表右眼近视 200 度；左眼 "-1.25"，代表左眼近视 125 度。C 表示柱镜度数即散光度数，通常都是用 "-" 表示。根据报告显示：东东右眼 "-0.50"，左眼 "-0.50"，代表东东右左眼近视散光 50 度。A 表示散光的方向（有 0°~180° 的范围）。

2. 评估东东年龄、家庭情况、生活及饮食习惯、用眼情况等。

了解病史得知：东东 8 岁，他的爸爸妈妈是双职工，放暑假后东东大部分时间爷爷奶奶家住，每天看电视、玩手机时间为 3~4 小时，喜欢趴桌子做作业，几乎没有户外活动，晚上 11 点睡觉。饮食相对单一，只喜欢吃肉类。

3. 给予视力防控的建议。

（1）监测检查　定期监测（建议每学年 2 次）视力、眼屈光度、眼球生物测量，包括眼轴（AL）、角膜曲率（K）、晶体厚度（LT）、前房深度（ACD）等重要数据，当眼底出现病理性改变时，还需要每年进行 1 次眼底检查。

（2）行为干预手段　①户外运动：每天户外活动 2 小时或每周户外活动 14 小时。②20 - 20 - 20 原则：近距离用眼每 20 分钟休息远望 20 英尺（6m）外景物 20 秒，让眼内肌肉放松。③读写姿势 1 拳 1 尺 1 寸：胸口离桌子 1 拳头距离、眼睛离书本 1 尺远（约 33cm）、握笔离笔尖 1 寸高（约 3cm）。④控制屏幕时间：3~6 岁幼儿尽量避免接触和使用操作电子设备，电子屏幕每天使用的时间应低于 20 分钟，6~12 岁儿童电子屏幕的使用时间控制在 1 小时内，如使用电脑，显示屏与眼睛的距离应控制在 50~70cm 远。⑤在光线充足的室内进行读写和游戏，选择护眼灯（照度和照度均匀达到国家 AA 级标准、标注"无可视频闪"、色温可调节、显色指数 Ra≥90），光照度控制在 500~2500lux 之间，国际公认的色温舒适度在 2800~5000K 之间。⑥睡觉关灯：在黑暗中休息，最大程度地促进褪黑素的分泌和建立生物钟。⑦预防传染性眼疾：教育和督促孩子常洗手，不揉眼睛，在公共场所要注意手部卫生。

（3）近视管理手段　①框架眼镜：是大多数近视患者的首选，最具性价比的近视矫正手段；②角膜塑形镜：也称"OK 镜"，是一种隐形眼镜，而且是一种可以矫正视力的硬性高透氧性隐形眼镜，适宜 8 岁及以上近视患者，晚上佩戴（一般佩戴 8~10 小时），对角膜产生塑形效果，白天不用佩戴框架眼镜也可以看清楚；③离焦软镜：适用于 8 岁及以上近视度数在 600 度以内，散光≤0.75D 的人群，白天佩戴，每日更换；④低浓度阿托品：浓度在 0.01%~0.05% 之间的阿托品，适用于 4 岁至青春期的近视人群，伴或不伴散光，每晚睡前，双眼各滴 1 次，每次 1 滴，用药后需严密随访，监控用药后不良反应。

（4）均衡饮食　适当补充维生素及矿物质，保证眼镜的健康发育。多摄入绿叶蔬菜、蛋黄和鱼类；多吃富含维生素 A 的食物，避免眼睛干涩。多吃富含维生素 C 的果蔬可保护眼球健康，如南瓜、木瓜、胡萝卜、红薯、西红柿、三文鱼、鳕鱼、菠菜、海带、玉米、鸡蛋、西兰花、茄子、蓝莓、猕猴桃、草莓等。

三、评价

1. 掌握视力报告的解读，熟悉评估流程。
2. 评估过程中能根据家庭的情况及青少年的年龄、用眼情况等拟定合理的视力防控方案。
3. 语言表达良好，与青少年及家属沟通有效。

四、操作考核

该项操作的评分标准包含评估、计划、实施、评价四个方面的内容，总分为 100 分。考核时间 10 分钟，环境和用物准备 5 分钟，操作 5 分钟。

1. 儿童视力筛查、防控操作评分标准

考核内容		考核点	分值	评分要求	扣分	得分	备注
评估 （15分）	儿童	目前的生命体征、意识状态、心理情绪状态，有无惊恐、焦虑	6	未评估扣6分，不完整、不规范各项扣1~2分			
	环境	干净、整洁、安全、温湿度适宜	3	未评估扣3分，不完整扣1~2分			
	检查人员	着装整齐，洗手	3	未执行扣1~3分			
	物品	用物准备齐全	3	少一件扣1分，扣完3分为止			
计划 （5分）	预期目标	根据不同家庭的实际情况为青少年近视制定个性化防控方案	5	未表述扣5分			

续表

考核内容		考核点	分值	评分要求	扣分	得分	备注
实施 (60分)	观察情况	观察生命体征是否平稳、孩子情绪是否哭闹等	5	未检查扣5分			
	解读视力筛查报告单	分别说出 OD/OS、S、C、A 和 +、- 号表示的含义	5	表述错误1项扣1分，未表述扣5分			
		根据题目正确解读报告结果	3	解读错误扣1~2分，未解读扣3分			
	评估东东年龄、家庭情况、生活及饮食习惯、用眼情况等	评估青少年的年龄、家庭情况	4	少评估一项扣2分，未评估扣4分			
		评估青少年生活习惯及饮食习惯	4	少评估一项扣2分，未评估扣4分			
		评估青少年用眼习惯	3	未评估扣3分			
	给予视力防控的建议	监测检查时间及项目	3	表述欠标准扣1~3分			
		行为干预手段：①户外运动；②20-20-20原则；③读写姿势1拳1尺1寸；④控制屏幕时间；⑤在光线充足的室内进行读写和游戏；⑥睡觉关灯；⑦预防传染性眼疾	12	少表述一项扣2分，表述欠标准每项扣1~2分			
		近视管理手段：①框架眼镜；②角膜塑形镜；③离焦软镜；④低浓度阿托品	8	少表述一项扣2分，表述欠标准每项扣1~2分			
		均衡饮食	3	表述欠标准每项扣1~3分			
	整理记录	整理用物，安排儿童休息	5	无整理扣5分，整理不到位扣2~4分			
		洗手	2	不正确洗手扣2分			
		记录评估情况及处理措施	3	不记录扣3分			
评价 (20分)		操作规范，动作熟练	5	不规范、不熟练扣1~4分			
		正确解读视力报告并给予合适的视力防控的建议	5	报告解读欠妥、视力防控建议不恰当扣1~4分			
		态度和蔼，操作过程动作轻柔，关爱儿童	5	态度欠佳、操作过程中动作粗暴、缺乏关爱扣1~4分			
		与青少年及家属沟通有效，取得合作	5	沟通不到位扣1~4分，无沟通扣5分			
总分			100				

2. 视力筛查、防控操作流程

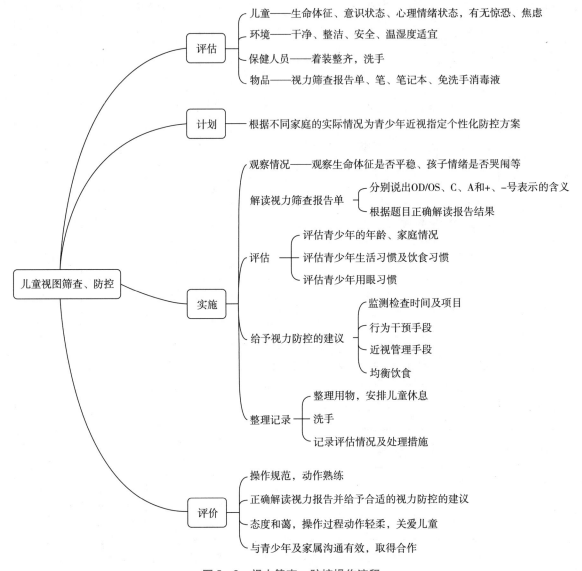

图 5-3 视力筛查、防控操作流程

3. 视力筛查、防控操作记录单

日期		时间		照护者	
儿童姓名		年龄		操作时间	
任务名称					
操作流程		存在问题		评价结果	
评估	儿童				
	环境				
	物品				
	检查者				

续表

实施	视力筛查结果		
	视力防控建议		
	整理记录		
自我评价	安全性		
	规范性		
	有效性		
	人文关怀		
反思总结			

操作者：

操作日期：

任务三　产前腹部检查

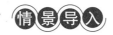

情景： 某社区针对妊娠期妇女开展健康保健知识宣教活动，旨在使妊娠期女性充分了解产前腹部检查的具体过程及必要性，帮助妊娠期妇女做好产前准备，包括心理准备和物质准备等，为其健康保驾护航。作为宣教活动实施人员，请完成以下工作任务。

思考：

1. 请简要描述妊娠期妇女按时进行产前腹部检查的必要性。

2. 请描述产前腹部检查（视诊、触诊和听诊）的操作步骤及注意事项。

一、任务分析

完成该任务需要保健护理员熟练掌握产前腹部检查的各个重要环节，并能准确阐述操作要点及注意事项。

在任务实施过程中，应具备良好表达能力，针对检查结果了解胎儿的发育情况、位置以及孕妇的身体状况，从而制定出相应的分娩计划及措施。

二、任务实施

（一）评估

1. 评估检查环境，需整洁、安静，并且具备适当的温度和照明。

2. 评估腹部模型等实训道具准备齐全且性能良好。

3. 评估操作人员产前腹部检查基本理论知识掌握情况。

（二）准备

1. 用物准备 腹部模型、胎心听诊器、记录本和笔。

2. 环境准备 环境安静、整洁、隐蔽、舒适，光线适中、温湿度适宜。

（三）实施步骤

1. 核对待检人员的基本信息，并进行有效沟通，解释此次检查的过程和目的。

2. 将腹部模型平放在检查床上，使待测量部位完全暴露。

3. 准确进行产前腹部检查操作（包括视诊、触诊和听诊），并记录结果。

（1）视诊 通过观察孕妇腹部大小、形状及有无妊娠纹、手术瘢痕及水肿等。

（2）触诊 通过触摸孕妇的腹部，感受胎儿的形状、大小和位置。

（3）听诊 使用胎心听诊器听取胎儿的胎心者。

4. 结合产前腹部检查结果和妊娠期妇女病史及其他检查结果，对胎儿的健康状况进行评估，并正确解读检查结果。

5. 准确填写产前腹部检查的相关文件，包括病历记录、检查报告等。

6. 根据检查结果制定相应的治疗计划或建议。

三、评价

1. 是否能准确掌握产前腹部检查（视诊、触诊和听诊）相关理论知识及操作要点。

2. 基于不同卫生问题，能够对妊娠期妇女进行科学合理的保健指导，并对指导有效性进行评价。

四、操作考核

该项操作的评分标准包含评估、计划、实施、评价四个方面的内容，总分为 100 分。考核时间 10 分钟，环境和用物准备 5 分钟，操作 5 分钟。

1. 产前腹部检查评分标准

考核内容		考核点	分值	评分要求	扣分	得分	备注
评估 （15分）	实训道具	准备齐全、性能良好	6	未评估扣6分，不完整、不规范各项扣1~2分			
	环境	干净、整洁、安全、温湿度适宜	3	未评估扣3分，不完整扣1~2分			
	检查人员	着装整齐，洗手	3	未执行扣1~3分			
	物品	用物准备齐全	3	少一件扣1分，扣完3分为止			
计划 （5分）	预期目标	进行产前腹部检查	5	未表述扣5分			

续表

考核内容		考核点	分值	评分要求	扣分	得分	备注
实施 （60分）	观察情况	实训模型是否平放在检查床上；是否使待测量部位完全暴露等	2	未检查扣2分			
	视诊	提示待检人员排空尿液	2	未提示扣2分			
		观察腹形及大小是否与妊娠周数相符	3	未操作扣3分			
		观察腹壁有无手术瘢痕和水肿情况，并记录	5	未操作扣5分			
		检查者观察妊娠纹的分布、宽度和走向，是否与脐平或略高出脐平面	5	少做一项扣2分，方法欠标准扣2～3分			
	触诊	检查者面向孕妇头部，双手按于子宫底部，判断宫底部是胎头还是胎臀	5	少做一项扣2分，方法欠标准扣2～3分			
		检查者的双手置于腹部两侧，一手固定，另一手轻按触摸，分辨胎背及四肢的位置	5	少做一项扣2分，方法欠标准扣2～3分			
		检查者的右手拇指与其他四指分开，置于孕妇耻骨联合上方，握住先露部，并左右推动了解先露部是否入盆	5	少做一项扣2分，方法欠标准扣2～3分			
		检查者双手轻按腹部两侧，同时轻按宫底了解宫缩情况。此过程应注意孕妇呼吸及腹部情况	5	少做一项扣2分，方法欠标准扣2～3分			
	听诊	确定待检人员妊娠周数：妊娠24周以前，胎心音多在脐下正中听到；妊娠24周以后，胎心音多在胎背所在侧听到	5	少做一项扣2分，方法欠标准扣2～3分			
		检查者能够根据听诊结果做出正确的判断和处理，包括判断胎儿的胎位、胎心情况	5	少做一项扣2分，方法欠标准扣2～3分			
		检查者在听诊过程保持手法轻柔和稳定的姿势，避免对孕妇造成不适或伤害	3	动作粗暴、不稳定扣3分			
	评估	正确评估产前腹部检查情况	5	评估错误0分，不到位扣2～3分			
	整理记录	整理用物，安排孕妇休息	2	整理不到位扣1～2分			
		洗手	2	不正确洗手扣2分			
		记录检查结果并评价	1	不记录扣1分			
评价 （20分）		操作规范，动作熟练	5				
		正确评估产前腹部检查情况	5				
		态度和蔼，操作过程动作轻柔	5				
		与孕妇沟通有效，取得合作	5				
总分			100				

2. 产前腹部检查操作流程

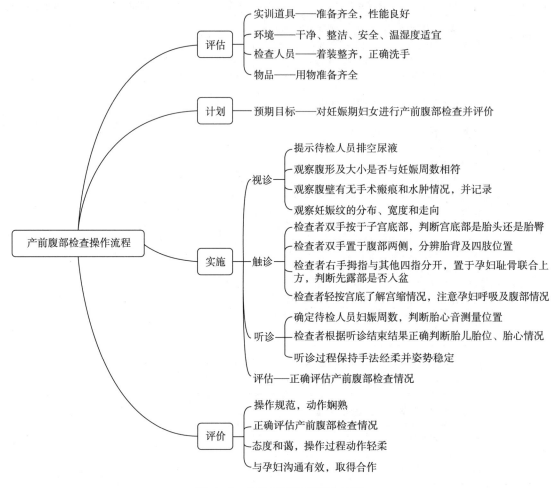

图 5-4　产前腹部检查操作流程

3. 产前腹部检查操作记录单

日期		时间		孕妇姓名	
孕周数		年龄		操作时间	
任务名称					
操作流程		存在问题		评价结果	
评估	实训道具				
	环境				
	物品				
	检查者				
实施	产前腹部检查				
	评估孕期健康情况				
	整理记录				

续表

自我评价	安全性		
	规范性		
	有效性		
	人文关怀		
反思总结			

操作者：

操作日期：

任务四　围绝经期常见健康问题分析与保健

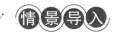

情景：刘女士，50岁，1年前无明显诱因出现月经周期延长，继而出现颈部、颜面部发热，随后出汗的症状，每日3～5次。因为工作原因，近期经常熬夜，乳房经前偶有痛感，今日到社区妇幼保健门诊进行咨询。

思考：

1. 请为刘女士进行乳腺癌筛查。

2. 请为刘女士进行宫颈癌筛查。

一、任务分析

乳腺癌筛查项目应包括乳腺癌知识宣教、乳腺自我检查、临床乳腺查体、乳腺影像检查。乳腺癌机会性筛查一般建议40岁开始，每月进行1次乳腺自查，每年1次临床检查，每1～2年1次乳腺X线检查和（或）乳腺超声检查。

宫颈癌主要筛查方法包括人乳头瘤病毒核酸（HPV－DNA）检测、液基细胞学检查（TCT）、肉眼筛查方法。宫颈癌筛查建议起始年龄为25岁。每5年1次HPV－DNA检测，每3年1次细胞学检查。

完成该任务需要保健护理员具备乳腺癌筛查和宫颈癌筛查相关理论知识及实践技能，具备一定的沟通能力。由于来访者为女性，本次检查涉及个人隐私或暴露私密部位，应对其尊重，保守秘密；操作时做好解释和有效遮挡，保护隐私。同时要需要知悉筛查异常妇女健康管理流程。

在任务实施过程中，要注意动作轻柔，保护隐私，取得被检查者同意。操作过程中可以被检查者进行语言交流减轻其紧张情绪。

二、任务实施

（一）准备

1. 环境准备　环境干净整洁，光线适宜，温度24～26℃，注意遮挡。

2. 用物准备　洗手液、一次性垫单、一次性阴道窥器、记录本、人乳头瘤病毒核酸（HPV－DNA）

检测刷头及固定液、液基细胞学检查（TCT）刷头及固定液等。

3. 操作人员准备 着装整洁，剪短指甲，甲床不过肉际，去除手腕部饰品，清洁并温暖双手，戴口罩。

（二）预期目标

1. 评估妇女乳腺、子宫颈有无异常。

2. 评估妇女对绝经综合征、围绝经期保健的了解程度。

（三）实施步骤

1. 病史采集 询问妇女病史，包括乳腺疾病史（包括原位癌及不典型增生）、胸部放疗史、月经情况、目前健康状况、婚育史、既往病史、手术史及生活方式、乳腺癌家族史等。

2. 知识宣教 进行乳腺癌、宫颈癌知识宣教，包括乳腺检查、宫颈癌筛查等。

3. 乳腺检查

（1）向妇女解释乳腺检查目的，取得本人同意后方可进行。

（2）嘱妇女充分暴露胸部，光线明亮，取坐位或仰卧位，注意遮挡，保护隐私。

（3）检查者在妇女右侧进行检查，七步洗手法洗手。

（4）观察双乳形状、大小是否对称，皮肤有无红肿、水肿、下陷、溃疡、皮疹、瘢痕、色素沉着等，乳头位置，大小、对称性、有无内陷或回缩，腋窝和锁骨上窝有无包块、红肿、溃疡、瘘管、瘢痕等。

（5）搓热双手，检查者手指和手掌平置于乳房上，指腹施压，旋转或来回滑动的方式触诊。先健侧再患侧，自外上象限开始检查。左侧乳房沿顺时针方向检查外上、外下、内下、内上 4 个象限，最后检查乳头，右侧乳房沿逆时针方向检查外上、外下、内下、内上 4 个象限，最后检查乳头。注意乳房硬度、弹性及有无压痛、包块，乳头有无溢液、溢血等。

（6）检查腋窝淋巴结，检查者左手触摸妇女右侧腋窝，右手触摸左侧腋窝。依次扪查腋顶、腋前壁、腋后壁腋窝淋巴结。注意腋窝淋巴结有无肿大，位置、数目、大小、质地、边界、活动度、有无压痛。

（7）记录检查结果。

4. 宫颈癌筛查

（1）确认妇女处于非月经期，月经干净后 3 天方可进行检查。检查前 3 天无阴道放药、阴道冲洗、性生活。

（2）嘱妇女排空膀胱，并向其解释宫颈癌筛查目的，取得本人同意后方可进行。

（3）在检查床上放置一次性垫单，注意一次性垫单一人一换，防止交叉感染。拉住屏风，保护隐私。洗手。

（4）采用膀胱截石位。嘱妇女脱掉一条裤腿，并协助其摆好体位，臀部置于检查台上，头部略抬高，两手平放于身旁，以使腹肌松弛。

（5）检查者一般面向患者，立在患者两腿间。

（6）取一次性阴道窥器注意不要触碰阴道窥器前后两叶，以免引起不必要感染。阴道窥器前后两叶合拢，表面涂润滑剂，以利于放入阴道。

（7）放置阴道窥器时，检查者一手拇指和食指将两侧小阴唇分开，暴露阴道口，另一手持阴道窥器避开敏感的尿道周围区，斜行沿阴道侧后壁缓慢插入阴道内，边推进边旋转，将阴道窥器两叶转正并逐渐张开，直至完全暴露宫颈、阴道壁及穹窿部。

（8）仔细观察宫颈大小、颜色、外口形状，有无出血、肥大、糜烂样改变、撕裂、外翻、腺囊肿损伤、息肉、赘生物、畸形等，宫颈管内有无出血或分泌物。

（9）液基细胞学检查（TCT）：使用一次性宫颈取样毛刷在宫颈表面采集宫颈细胞标本。将采集刷尖伸入宫颈口内朝一个方向旋转3~5周，抽出采集刷，卸下刷头放入装有10ml固定保存液的小瓶中，瓶签上注明妇女姓名、年龄，密闭送检。

（10）人乳头瘤病毒核酸（HPV-DNA）检测：用无菌生理棉球洗去宫颈外分泌物，将细胞刷插入宫颈管内鳞状上皮交界处采样，转动3-4圈，停留数秒，将细胞刷置于固定液中，瓶签上注明妇女姓名、年龄，密闭送检。

（11）取出阴道窥器时，应将两叶合拢后退出，以免小阴唇和阴道壁黏膜被夹入两叶侧壁间而引起患者剧痛或不适。丢弃阴道窥器至黄色垃圾桶。

（12）检查完毕协助妇女穿好裤子离开检查床，丢弃垫单至指定位置。记录检查结果。

5. 健康教育 宫颈癌筛查后3天避免同房、坐浴、阴道放药，注意外阴卫生。检查结果有异常者需转诊。

三、评价

1. 熟悉操作流程，操作步骤准确，动作轻柔，能保护妇女隐私。
2. 语言表达良好，沟通有效。

四、操作考核

该项操作的评分标准包含评估、计划、实施、评价四个方面的内容，总分为100分。考核时间15分钟，环境和用物准备5分钟，操作10分钟。

1. 两癌筛查评分标准

考核内容		考核点	分值	评分要求	扣分	得分	备注
评估 （5分）	环境	干净、整洁、安全、温湿度适宜	1	未评估或评估不完整不得分			
	检查者	着装整齐，戴帽子口罩	2	未执行扣1~2分			
	物品	用物准备齐全	2	用物准备不齐全扣1~2分			
计划 （2分）	预期目标	评估妇女乳腺、子宫颈有无异常	2	未表述扣2分			
实施 （75分）		询问病史	询问妇女乳腺等相关疾病史、家族史、月经情况、生育史等	4	未询问扣4分，不到位扣1~3分			
	乳腺检查	解释乳腺检查目的，取得本人同意	3	未操作扣3分			
		正确暴露检查部位，保护隐私	2	动作粗暴扣1分，未保护隐私扣1分			
		在妇女右侧进行检查，七步洗手法洗手	3	检查者位置不正确扣1分，未洗手扣2分			
		视诊：观察双乳形状、皮肤、乳头、腋窝和锁骨上窝等	4	观察项目少一项扣1分，扣完4分为止			
		触诊：搓热双手，滑动触诊，动作轻柔。先健侧再患侧，外上→外下→内下→内上→乳头。注意乳房硬度、弹性、有无压痛、包块，乳头有无溢液、溢血等	5	未搓热双手扣1分，检查手法或顺序不正确扣2分，检查项目表述不完整扣1~2分			

考核内容		考核点	分值	评分要求	扣分	得分	备注
实施 （75分）	乳腺检查	检查腋窝淋巴结，依次扪查腋顶、腋前壁、腋后壁腋窝淋巴结。注意腋窝淋巴结有无肿大	5	检查手法、顺序不正确各扣2分，检查项目表述不完整扣1分			
	宫颈癌筛查	确认处于非月经期，检查前3天无阴道放药、阴道冲洗、性生活	3	未确认扣3分			
		解释宫颈癌筛查目的，取得本人同意	3	未操作扣3分			
		使用一次性垫单，拉住屏风，保护隐私，洗手	3	未使用垫单、未保护隐私、未洗手各扣1分			
		采用膀胱截石位。协助其摆体位	2	体位不正确、动作粗暴各扣1分			
		放置阴道窥器，暴露宫颈	5	阴道持握不正确扣1分，使用方法不正确扣3分，动作粗暴扣1分			
		观察宫颈大小、颜色、外口形状，有无出血、赘生物等，宫颈管内有无出血或分泌物	5	观察项目少一项扣1分，扣完5分为止			
		液基细胞学检查（TCT）：将采集刷尖伸入宫颈口内朝一个方向旋转3～5周，抽出采集刷，卸下刷头放入装有10ml固定保存液的小瓶中，瓶签上注明妇女姓名、年龄，密闭送检	5	触碰毛刷头扣1分，未标记妇女信息扣1分，检查方法欠标准2～3分			
		人乳头瘤病毒核酸（HPV－DNA）检测：用无菌生理棉球洗去宫颈外分泌物，将细胞刷插入宫颈管内鳞－柱状上皮交界处采样，转动3～4圈，停留数秒，将细胞刷置于固定液中，瓶签上注明妇女姓名、年龄，密闭送检	5	触碰毛刷头扣1分，未标记妇女信息扣1分，检查方法欠标准2～3分			
		取出阴道窥器并丢弃，协助妇女穿好裤子离开检查床，丢弃垫单	3	垃圾未分类丢弃扣2分，未协助妇女整理衣物扣1分			
	评估	正确评估体格检查情况	5	评估错误0分，不到位扣2～3分			
	整理记录	整理用物，交代检查后注意事项	5	无整理扣5分，整理不到位扣2～4分			
		洗手	2	不正确洗手扣2分			
		记录检查情况	3	不记录扣3分			
评价 （18分）		操作规范，动作熟练	5				
		方法步骤正确	5				
		正确评估体格检查情况	3				
		态度和蔼，操作过程动作轻柔，关爱妇女	2				
		与妇女沟通有效，取得合作	3				
总分			100				

2. 两癌筛查操作流程

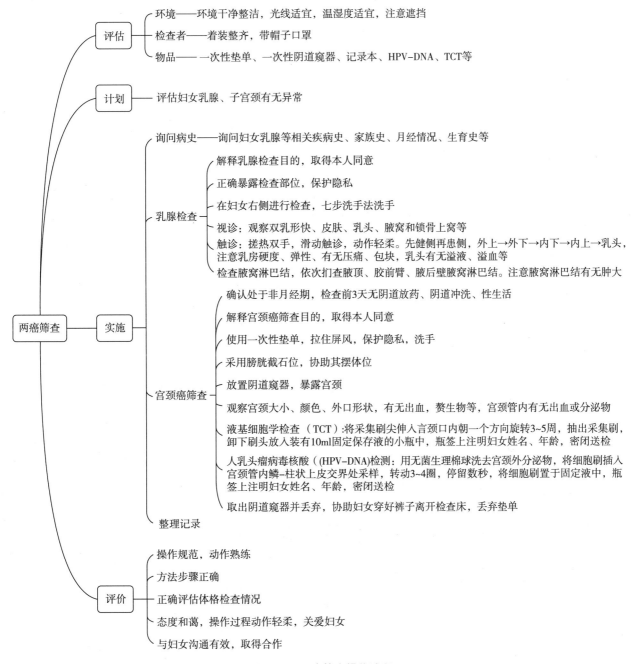

图 5-5　两癌筛查操作流程

3. 两癌筛查操作记录单

日期		时间		操作时间	
姓名		年龄		末次月经	
任务名称					

续表

操作流程		存在问题	评价结果
评估	环境		
	物品		
	检查者		
实施	询问病史		
	乳腺检查		
	宫颈癌筛查		
	整理记录		
自我评价	安全性		
	规范性		
	有效性		
	人文关怀		
反思总结			

操作者：

操作日期：

任务五　老年人盆底肌的训练

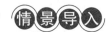

情景：刘奶奶，73岁，农民。咳嗽后漏尿20年，加重2个月。近2个月来，喷嚏、咳嗽时漏尿症状较前明显，漏尿偶可浸湿内裤，未使用卫生巾，并伴有下腹坠胀不适。

体格检查：T 36.5℃，BP 120/80mmHg，HR 80 次/分，体重70kg，身高155cm，BMI 29.13。神志清楚，配合检查，查体无异常。

辅助检查：尿常规未见明显异常。

妇科检查：阴道壁萎缩，无充血。屏气后阴道前、后壁均呈球状膨出，但未超过阴道口，会阴Ⅰ度陈旧性裂伤。其他无异常。

既往史：无高血压、糖尿病、甲亢等病史及手术史。

个人史：平素在家务农（需提水、挑担等体力活）。

孕产史：G_4P_4，均在家自然分娩，胎儿出生体重不详，无难产史，自述产后不久即恢复体力劳动。已结扎。

思考：

1. 该老年人主要的健康问题是什么？

2. 针对老年人当前主要问题，如何对老年人及家属进行保健指导？

一、任务分析

完成该任务需要具有高度的责任心，关爱老年人，细心观察、耐心指导训练维护老年人健康。要求保健人员能熟练掌握老年人盆底肌训练的保健指导方法。通过老年人盆底肌训练的健康指导，改善老年人盆底肌肉张力，增强对大小便的控制能力；锻炼已经松弛的盆底肌肉，减少咳嗽、打喷嚏等增加腹压时所引起的小便失禁；预防老年人肛门疾病术后组织水肿；预防老年人肛门松弛及痔疮复发等。

二、任务实施

（一）准备

1. 用物准备　床，必要时准备薄被。

2. 环境准备　环境安静、整洁、隐蔽、舒适，光线适中，温湿度适宜。

3. 老年人准备　安静状态下，穿棉质、柔软舒适的衣服。

（二）计划

熟练掌握老年人盆底肌训练健康指导方法。

（三）实施步骤

1. 核对老年人信息。

2. 评估老年人：①年龄、病情、控尿能力、局部皮肤情况、性别、肛周情况，近期是否有做过直肠手术；②心理状态、合作程度；③对盆底肌训练的认知。

3. 评估环境，安静、隐蔽。

4. 向老年人解释操作目的：①解释盆底肌训练的目的和意义，使老年人配合；②嘱老年人排空大小便。

5. 洗手、戴口罩。关门窗，屏风速遮挡

6. 协助老年人平卧，双腿弯曲，将两足尽量靠近臀部。

7. 将老年人双臂平放身体两侧，以脚掌和肩部作为支点。

8. 协助将臀部抬高 10～15om，指导收缩臀部肌肉（平静呼吸，放松大腿、臀部和腹部肌肉，集中注意力，吸气时提拉盆底肌肉，呼气时放松盆底肌肉），将盆底肌向上提拉。

9. 每次持续 5～10 秒，然后放松，协助放平臀部，重复进行 15～20 次。一天可以多次进行，以老年人不累为度。

10. 再次校对老年人信息，根据老年人的文化程度、健康知识进行针对性的健康指导，重点讲述盆底肌训练的方法步骤。

11. 整理床单位，询问老年人需要。

12. 洗手，记录。

三、评价

1. 掌握老年人盆底肌训练方法。

2. 能准确指导老年人进行盆底肌训练。

3. 语言表达良好，与老年人沟通有效。

四、注意事项

1. 操作时避免老年人受凉。
2. 严重脱肛的老年人不能进行此项操作。
3. 对盆底肌训练不能耐受的老年人可先排净大小便再行此操作。

五、操作考核

该项操作的评分标准包含评估、计划、实施、评价四个方面的内容，总分为100分。考核时间10分钟，环境和用物准备5分钟，操作5分钟。

1. 老年人盆底肌训练评分标准

考核内容		考核点	分值	评分要求	扣分	得分	备注
评估 （15分）	老年人	目前的生命体征、安静状态、是否穿着柔软舒适的衣物	6	未评估扣6分，不完整、不规范各项扣1~2分			
	环境	安静、整洁、隐蔽舒适、温湿度适宜	3	未评估扣3分，不完整扣1~2分			
	检查者	着装整齐，洗手	3	未执行扣1~3分			
	物品	用物准备齐全	3	少一件扣1分，扣完3分为止			
计划 （5分）	预期目标	熟练掌握老年人盆底肌训练健康指导方法	5	未表述扣5分			
实施 （60分）	核对信息	核对老年人信息	5	未核对扣5分			
	综合评估训练相关情况	年龄、性别、病情、控尿能力、局部皮肤情况、肛周情况，相关手术情况	2	未评估扣2分			
		心理状态、合作程度	2	未评估扣2分			
		对盆底肌训练的认知	2	未评估扣2分			
		训练环境是否安静、隐蔽	2	未评估扣2分			
	解释操作目的及意义	解释盆底肌训练的目的及意义，使老年人配合	3	未解释到位扣3分			
		嘱咐老年人排空大小便	3	未嘱咐扣3分			
	训练实操	洗手、戴口罩、关门窗，屏风遮挡	5	少做一项扣2分，方法欠标准扣2~3分			
		协助老年人平卧，双腿弯曲，将两足尽量靠近臀部	5	少做一项扣2分，方法欠标准扣2~3分			
		将老年人双臂平放身体两侧，以脚掌和肩部作为支点	5	少做一项扣2分，方法欠标准扣2~3分			
		协助将臀部抬高10~15cm，指导收缩臀部肌肉（平静呼吸，放松大腿、臀部和腹部肌肉，集中注意力，吸气时提拉盆底肌肉，呼气时放松盆底肌肉），将盆底肌向上提拉	10	少做一项扣2分，方法欠标准扣2~3分			
		每次持续5~10秒，然后放松，协助放平臀部，重复进行15~20次。一天可以多次进行，以老年人不累为度	10	少做一项扣2分，方法欠标准扣2~3分			

考核内容		考核点	分值	评分要求	扣分	得分	备注
实施 (60分)		再次校对老年人信息，根据老年人的文化程度、健康知识进行针对性的健康指导，重点讲述盆底肌训练的方法步骤	5	评估错误0分，不到位扣2~3分			
	整理记录	整理用物，询问老年人需要	2	无整理扣2分，整理不到位扣1~2分			
		洗手	2	不正确洗手扣2分			
		记录训练情况并评价	2	不记录扣2分			
评价 (20分)		操作规范，动作熟练	5				
		训练方法步骤正确	5				
		态度亲切，操作过程动作轻柔，关怀老年人身心状况	5				
		与家属沟通有效，取得合作	5				
总分			100				

2. 老年人盆底肌操作流程

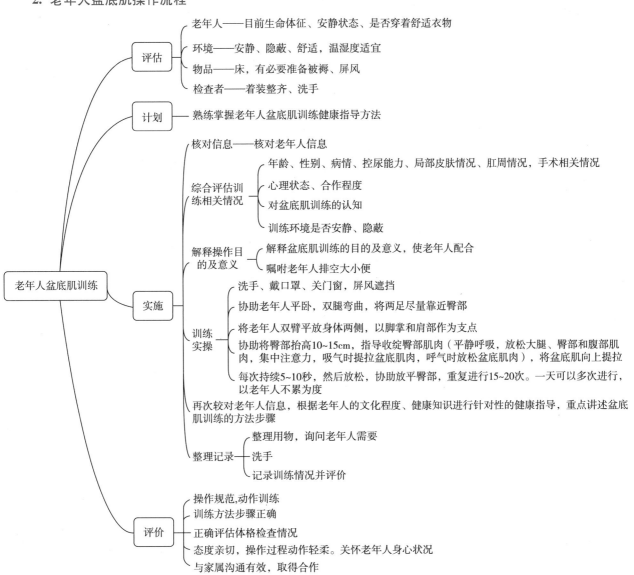

图 5-6　老年人盆底肌操作流程

3. 盆底肌训练操作记录单

日期		时间		照护者	
姓名		年龄		操作时间	
任务名称					
操作流程		存在问题		评价结果	
评估	老年人				
	环境				
	物品				
	检查者				
实施	综合评估				
	盆底肌训练				
	整理记录				
自我评价	安全性				
	规范性				
	有效性				
	人文关怀				
反思总结					

操作者：

操作日期：

参考文献

［1］王临虹. 实用妇女保健学 ［M］. 人民卫生出版社，2022.

［2］庄依亮. 实用妇女保健手册 ［M］. 中国大百科全书出版社，1994.

［3］张玉兰. 王玉香. 儿科护理学 ［M］. 4 版. 北京. 人民卫生出版社，2020.

［4］陈荣华. 儿童保健学 ［M］. 5 版. 北京. 江苏凤凰科学技术出版社，2017.

［5］Hagan JF，Shaw JS，Duncan PM. Bright Future Guidelines for Health Supervision of Infants，Children，and Adolescents ［M］. 4th ed. USA：American Academy of Pediatrics. 2017.

［6］毛萌，江帆. 儿童保健学 ［M］. 4 版. 北京：人民卫生出版社，2020.

［7］黎海芪. 实用儿童保健学 ［M］. 北京：人民卫生出版社，2016.

［8］王松梅，王统友. 儿科护理 ［M］. 武汉：华中科技出版社，2019.

［9］赵宏强. "趣味田径" 对儿童健康体适能的影响研究 ［J］. 田径，2022（12）：72 – 73.

［10］徐从剑，华克勤. 实用妇产科学 ［M］. 4 版. 北京. 人民卫生出版社，2018.

［11］安力彬，陆虹. 妇产科护理学 ［M］. 7 版. 北京. 人民卫生出版社，2022.

［12］熊庆，王临虹. 妇女保健学 ［M］. 2 版. 北京. 人民卫生出版社，2014.

［13］刘晓丹. 老年保健手册 ［M］. 北京. 人民卫生出版社，2010.

［14］曾华. 临床医学概要 ［M］. 3 版. 北京. 人民卫生出版社，2020.

［15］刘明清. 预防医学 ［M］. 6 版. 北京. 人民卫生出版社，2020.